がん患者の品格

谷口友孝

内外出版社

はじめに

いまや2人に1人ががんに罹り、そのうちの3人に1人ががんで亡くなっています。がんは遺伝子の損傷が原因で起こりますが、それにしても発症率が高すぎます。私はその理由が何なのか長い間考えてきました。そして、どうやらその原因が我々自身の品格にもあることに気づいたのです。

そのきっかけを作ったのが藤原正彦氏の『国家の品格』でした。発行の2005年から既に16年が経ち、この間の日本の変化はまるでがん細胞が社会に浸潤して人々の心と身体を蝕み続けるようでした。

国家という組織体を制御不能にすることを許した国の品格が、いまの社会問題の病巣を大きなものにしているのです。

この現実を見て、我々の身体も国の社会システムと同じように通信インフラという神経系、ネットワークシステムという高次脳機能、警察防衛力という免疫系などがいとも簡単に侵されてしまうのではないか。そんな危惧ががん患者の品格の必要性を訴える原動力となっています。

その主たる訴えは、がんの治療を医者任せにせずに患者こそが主体となること。自身のがんの性質を調べ、代替療法の可能性に目を向け、治療方法を決める。

さらに翻って、そのような患者の行動変容が地域社会に好影響を与え、国家の品格の回復につながることになるのです。

本書は、がんの専門書ではありませんし、私自身医者でもありません。一人のがん患者です。16年前に私が血液の進行がんと診断され、これといった治療もせずに今日まで生き延びてこられたエピソードも交えながら、がんとの付き合い方を語っています。

その底流には、我々の生体系ががんとの共存なくして生命を維持できるシステムになっていないことがあります。がんと患者の関係は国同士の外交に似ています。例えば、ある国がミサイルで別の国を攻撃すれば当然相手は報復します。

これはがんでも同じで、手術や抗がん剤などでがんを攻撃すれば、がんも患者を攻撃します。この応酬の連鎖で双方が死に至るわけです。

そうであれば、がんと患者は仲良くしたほうが得策です。地球上の大国同士で争いが始まれば双方とも滅びます。まさにがんがそれを教えてくれているようです。

このように我々は身体の中で常にがんとの外交を展開しており、力のバランスが崩れるとがんが優勢になります。そのバランスを上手につかさどるのが「品格」です。そのことは大国同士の衝突を見ればわかります。両国に品格があるでしょうか。

他方、私がかつて政府開発援助をしていたころ、アジアの小さな国々は仲良く暮らし発展していました。それぞれの国が相手を気遣いながら、時間もゆっくり流れていたような気がします。この相手への気遣いや思いやりこそ品格の原点です。協調よりも競争に価値が置かれ、市場原理の導入で経済が最優先になると、品格などはどこ吹く風でなりふり構わず利益追求に走ります。それがいまの日本ではないでしょうか。

もし、身体の中が利益追求状態になれば、がんのみならず他の病気もはびこってきます。何も国と個人の関係だけではなく、家族と個人の関係にもあてはまります。家族同士の関係が悪くなれば家庭にも緊張がはしり、体内環境が悪化するのは当たり前のことです。

いまそのような家庭がとても多いように感じます。ましてテレワークで大人も子供も家にいたら、家庭は安らぎの場所ではなくなります。

救いなのは地域社会です。そこは奉仕の空間ですから構成員同士の利害関係はありません。町をきれいに掃除したり、困っている人がいれば支援の手を差し伸べます。ひとつの大きな家族と思えるほどに皆が親切です。そして、無報酬の労働が実に快適で、作業が終わったときに返ってくる言葉は必ず「ありがとう」です。報酬がないからこそできることです。報酬が関係してくるとそこには人への評価が出てきます。報酬の割には出来が悪いなという評価です。あるいは他者との比較です。

町をきれいにして身体も軽くなって地域社会に貢献していると、心にも余裕が出てきます。この余裕が品格を増し、さらなる交流が生まれます。そして、その行動はがんも見ています。なぜならば、がんのいちばんの関心ごとは宿主であるあなただからです。

本書を手に取ってくださりありがとうございます。

この本があなたの人生を幸福へと導く指針となれば幸いです。

著者

目次

目次

第1章

患者の品格はがんを制する！

DIGNITY OF CANCER PATIENTS

品格とは、問題に臨機応変に対応できる能力

あなたが病院で「がん」と診断されたとき、何を感じますか。

即座に死をイメージしたり、家族や仕事のことを考えたりするでしょう。あるいは人生について思い巡らすかもしれません。今までの生と、これからの命とを天秤にかけて。感じ方は人それぞれですが、「がん」という言葉は絶望感のほうが強い気がします。

なぜならば、死に至る病だからです。

もっとも、いまの医療技術の進歩で必ずしも**「がん＝死」**ではなくなりましたが、それにしても生に対するネガティブな印象はぬぐいきれません。多くの有名人ががんで亡くなっているのを知っていますから。

それでは、がんに罹ったらどうしますか。

治療しようと思うでしょう。どんな治療をするでしょうか。健康保険が適用される標準治療では手術、放射線、抗がん剤の三大治療が主で、自由診療では免疫治療などの代替療法がありますが、多くの患者は医師の助言に従った治療を選択します。

例えば、胃の進行がんに罹って、医者がすぐに手術しましょうと言ったとします。あなたはどうしますか？　医者は、患者の年齢や体力、仕事や家庭の状況を勘案してアドバイスする場合も多いので、それに沿って決心するという選択肢もあると思います。

あるいは、セカンドオピニオンを求めて他の医者に相談することや、かなり高額な免疫治療を選ぶかもしれません。

このように、自身の治療法を選ぶにあたっては過去の経験やこれからの将来などを考えたうえで最適と思われる方法を選択するでしょう。

そして、その選択結果は当然ながら**患者の「品格」に左右**されます。

がんは考える時間がある病

それでは「品格」とは何でしょうか。

広辞苑では品格を品位とか気品のこととしています。例えば、「品格のある女性」などと使うようですが、品格と言っても何だかよくわかりません。

答えとしてひとつのヒントを与えてくれるのは、藤原正彦氏（数学者。お茶の水女子大学名誉教授）が２００５年に出版した『国家の品格』（新潮新書）です。氏は、近代的合理精神の限界を唱え、日本が品格のある国家になるために次のように提言しました。

✓　資本主義の勝利は幻想
✓　情緒の文明を誇れ
✓　英語よりも国語と漢字
✓　論理の限界を知れ
✓　跪（ひざまず）く心を忘れない
✓　武士道精神の復興を
✓　古典を読め
✓　重要なのは「文学」と「芸術」と「数学」

出版から16年以上経ったいま、日本は品格どころか体面すらも国際社会で低下しているのが現状です。政府の新型コロナウイルス対応をみてもしかりだと思います。

その理由は簡単で、政府に「対応能力」がないからです。外交や緊急時に対する視点のなさを露呈しているのが現状です。そうすると、品格とは何か。それは、どんなことが起こっても**臨機応変に対応できる能力**と考えるのが妥当です。

それでは、がんに罹ったとき患者が臨機応変に対応できる能力とは何でしょう。これは文字どおり機に臨み変に応じて適宜な手段を施すことができる能力、すなわち**適切な治療法を選択できる能力**です。

そんな能力をどうやって獲得するか。品格は生まれ育った環境などによって得られるものですから、一日で品格のある人になることはできません。

そこで、がん患者に求めたいのは**品格ある振る舞い**をすることです。

これならできます。ちょっと考えてみてください。駅で電車に乗ろうとして、発車ベルが既に鳴っていたら多くの人は走って電車に乗り込もうとするでしょう。いわゆる駆け込み乗車です。でも、品格のある人はそのようなことはしません。悠然と次の電車が来るのを待ちます。時間に余裕を持っているからです。

「がん」と「駆け込み乗車」とどう関係するのかって？　はい、大いに関係します。がんは急性心不全やくも膜下出血などのように急に命を落とす病気ではありません。死に至るまでには時間があります。あるいは、がんと一緒に共存できて天寿を全うするかもしれません。つまり、**考える時間がある病**なのです。

ならば、がんと告げられたときに、動転したり急いで決断したりする必要はないと思いませんか。次の電車が来るのを待つだけの時間的余裕がある病気です。がんに罹っても悠然と構えたほうがいい。そのほうが品格もあって、がんにも効きます。

がんとの共存は可能か

がんは悪性新生物とも言われているとおり生物です。しかも戦略を持って宿主であるがん患者の体内に存在します。もともとは宿主の正常細胞が遺伝子の変異などでがん化したものなので、正常細胞とがん細胞は兄弟同士とも言えるでしょう。

本来、**両者が望むことは「共存」**です。

お互い戦うことを望んでいるわけではありません。戦って宿主が死んでしまえばがんも死にますから。ここは、新型コロナやインフルエンザなどのウイルスと異なるところです。

ウイルスは宿主以外のヒトに感染させ、うつしてしまえば役割は完了するので、ここに感染症と非感染症であるがんとの違いがあります。

個人の品格でコロナを制することはできません。

これに対し、がん細胞と患者は共存がお互いにｗｉｎ－ｗｉｎですので、その方向に両者のベクトルが働きます。宿主であるがん患者とがん細胞との間には当然ながら関係性が出てきます。**宿主ががんを攻撃しようとすれば、がん細胞も報復します。**米中の関係や北朝鮮との国際関係と比較するとわかりやすくなります。

標準治療を施してもがん細胞は報復を試みるでしょう。いったんは治療の攻撃で縮小したがんも再発することが多いのがうなずけます。がん患者がどの治療法を選ぶかは、まさに患者の品格による選択ががん細胞にとって都合のいい共存であるかに依存してくるのです。すなわち、**患者ががんを思いやる気持ち次第で治療の効果に差が出てくる**のです。

さて、ここで「ゲーム理論」を登場させます。

この理論は、意思決定をする際に数学的なモデルを用いて判断する学問で、１９４０年代に誕生した理論です。**協力ゲーム理論**と**非協力ゲーム理論**に分けて考えるとわかりやすいでしょう。前者はゲームをするプレイヤー（がん患者）とがん細胞との間で「合意」が可能なゲームです。後者はそれが不可能な場合のゲームを言います。

がん細胞との合意とは、患者とともに協力して生きていこうという約束です。がん患者にとっては協力ゲームしかありません。非協力ゲームはがんが優勢になって患者を死に至らしめるか、治療によってがんがいったんは縮小するかのどちらかです。患者もがんもそのような結果に至ることは望みません。

ここで、ゲームの時間軸を考える必要があります。がんは治療によっていったんは縮小する場合が多いです。よく、5年生存率とか10年生存率という言葉を聞きますが、5年間は生きていたことであり、10年間は生きていたという意味で使われます。6年目に死んで、11年目に亡くなってもです。つまり、ゲームは勝ち負けというより時間が問題なのです。時間が経てばいったんは劣勢だったがんも優勢に転じます。

ところが、**いまの治療はがんを徹底的にやっつけることを基本**にしていますから非協力ゲームです。この治療だとがんとの共存は不可能で、ただの延命処置にすぎません。

品格があれば、治療を考える時間に余裕が出る

前項で駆け込み乗車のことを書きました。品格のある人はそんなことはしないと。時間に余裕があるからです。本項でいう時間とは「考える時間」のことです。

何を考えるか？　大きく分けて**治療法と残りの人生**です。

まず治療法ですが、がんは非常に個性が強くて同じ部位のがん患者でも治療効果が異なります。部位のみならず、ステージ（進行度）やタイプ（種類）、あるいは人種によっても治療の結果に大きな違いが出ます。

つまり、**がんは患者である宿主の性質で振る舞いが異なる**ということです。

次に残りの人生なのですが、がんと診断されたときにいくつか考えてしまうことがあります。

✓ いまの仕事はどうしよう
✓ あと何年生きられるだろうか
✓ 家族に何て説明すればいいかな
✓ まだ存命な親はどうなるだろう
✓ 治療に専念したほうがいいのか

私の場合もそうでした。52歳のとき、都内の公立病院で血液のがんと診断されました。症状として、頸部（首）と腋の下、それに鼠径部（足のつけ根）に複数の腫脹がリンパ節に見られました。

ＣＴスキャンなどの画像診断でがんの可能性が示唆されたので、手術で鼠径部のリンパ節を一つ取り出し、病理検査でがんが確定しました。しかもかなり進行していて、抗がん剤を使っても治療は難しいとのことでした。

当時の私は、ちょうどイラクの政府開発援助でプロジェクトマネージャーをしていたこともあって、その仕事を辞めるわけにもいかず、**治療しないという選択肢**だけが残りました。実際そのように過ごして、この原稿を書いている時点ではがん診断から16年が経ちましたが「元気」に生きています。がんと共存しながら――。

がん治療を考える時間の余裕

いまあなたの生活には時間の余裕がありますか。このところ、ワークライフバランスという言葉をよく耳にしますが、これは「仕事と生活の調和」が本来の意味で、仕事と私生活を分けるということではありません。政府はワークライフバランスを働き方改革のひとつと位置付けているようですが……。

それに、政府は一億総活躍社会とうたって高齢者にも仕事を奨励しました。これは言い換えれば、死ぬ直前まで働いて税金を払いなさいという意味なので、ワークライフバランスとは相反します。「活躍」という言葉で国民をなだめながらも詐欺的なスローガンだと私は思います。

かくいう私も、現役で職場に勤務していた若いころは、午後5時に帰ると早退という目で見られるのが常でした。休日も出勤するのが当たり前の時代でしたので、仕事が人生の大部分であることを多くのサラリーマンが経験していました。

「24時間、戦えますか」というビタミンドリンクの宣伝があったのもそのころです。そんなことできるわけないのに。特に大企業や憧れの組織に入ってしまうと辞めるに辞められず、職場の風土によって自分の考えとは別の方向に導かれていくのが常でした。学校や塾でせっせと勉強しながらいい大学に入学し、やっとの思いで入社した企業ですから。

このような状況でがんの治療ができるでしょうか。できませんね。あるいは非常に難しいです。それでは、いまはどうでしょうか。テレワークができる人も増えたようですし、時間的な余裕がある人は以前と比べれば増えたような印象を持ちます。

ここで考えてほしいのですが、物理的な時間が増えてもがん治療の状況は以前と変わらないということです。がん細胞にとっては、なんの変化もないからです。

ここでいう時間とは、**品格がもたらす余裕時間**です。先に駆け込み乗車を引用しましたが、余裕時間は次の電車が来るのを待つ心の余裕を指しています。がんと診断されたとき、どのように対応するかを考える余裕です。この余裕が品格なのです。

この品格はある日突然できるものではありませんが、がんに罹ったというきっかけがそれを作ります。**品格は気づき**に他ならないからです。がんだってあなたを観察しています。

どういう品格のある人かと。品格があると、がんにも都合がいいからです。まさかそのような患者ががんを攻撃することはないだろうと、がんも考えます。

駆け込み乗車的治療では治らない

医者にがんと診断されると、たいていの患者は動揺します。それは、自分自身の体内にいるがんが、どういうものかわからないという不安によるものです。

がんは病気であり、治すのが難しいという世間の知識も手伝ってそのような状態に陥ります。ですから、何とか治したいという一心で医療にすがります。

それはそれでいいのですが、駆け込んで乗った電車の行き先を確認したのでしょうか。同じホームでも、目的地が異なる車両が来ます。急いで駆け込んで、自分の行きたい方向とは違う電車に乗ったら、途中下車して乗り換えるか、乗車の経路をはじめに戻って乗り直すしかありません。

がんの治療も同じで、**がんと診断されたと同時に治療法まで決めてしまうのは目的地を見誤る恐れ**があります。例えば、前立腺がんで病期がステージⅢ（末期へ移行中の状態）、年齢75歳でしたら手術は不要ではないでしょうか。身体への侵襲を伴う治療にはがん患者の予備力（治療してもどれだけの余力をもって回復できるか）、仮にがんでなくてもあと何年生きるかという期待値を考えれば、手術は不要という結論に達するでしょう。

上皇陛下が前立腺がんを患い、東大病院で手術をしたときの執刀医とタイのチェンマイで会話したことがあります。陛下だけあって品格はもちろんのこと、治療を検討する時間も十分にあってのご回復でした。時間の余裕はがん治療を効果的な方向へと導きます。

さて、余裕時間の話をしました。ここで、付け加えたいのは次に示すがんの悪性度です。

高悪性度：がん腫瘍の大きさが週単位で増えていくがん
中悪性度：がん腫瘍の大きさが月単位で増えていくがん
低悪性度：がん腫瘍の大きさが年単位で増えていくがん

時間に余裕を持っても、相手のがんがそれに応じなければ意味がありません。私の場合ですが、血液がんと言っても白血病を含め約70種類のタイプがあって、病名もそれぞれで異なります。悪性度が高い場合には時間もとれませんから、とりあえず緊急避難的な治療をしたあとで、その後のことをゆっくりと考える必要があります。

品格があれば、感情をコントロールできる

品格のある人が慌てたり焦ったりしている姿はあまり見たことがありません。それは、自分の感情や心をコントロールできているからです。

がんと告げられたときは確かに大きなストレスで、その現実を否定しようとして身体の防衛反応が起きるのが普通です。「何かの間違いでは」とか「なんで自分が」とか。これは自然の反応なので気にすることはない。とは言っても、気になるのは事実です。

前項では時間の余裕について書きましたが、本項ではそれと関連した感情のことを述べます。

がんを告げられたストレスは、**「心の不安」**と**「気分の落ち込み」**をもたらします。

ただし、これら不安と落ち込みも時間の経過とともに普通は軽減します。身体が適応す

るからなのですが、患者のなかには適応障害やうつ状態になる人もいます。

適応障害は、がん告知に対する動揺が強すぎて、不眠や引きこもりなど日常生活にも影響を及ぼす状態です。また、うつ状態は何も手につかない状態で、生きることに否定的になってしまうようです。

ここで、品格があるとどうでしょうか。適応障害やうつ状態には多分なりません。というのは、がんの告知を受けたときに自身のがんがどういうものか自分なりに調べます。医者の言うことだけを鵜呑みにしたりはしません。

あなたはどう対処しますか。ネットで調べたり書物を読みあさるかもしれません。まだ心の余裕があるからできることです。

そして何よりも、**品格がある人は自分なりの「死生観」**を持っています。

この死生観とは何だと思いますか。

はい、死生観とは「生きることと死ぬことに対する考え方」です。死は誰にでも訪れますが、死後の世界は誰にもわかりません。

死については個人によっていろいろな考え方が出てきます。特に宗教の影響が大きいと思います。あるいは哲学から学ぶこともあるでしょう。また、コロナ禍は生と死を近づける役割を果たしました。なぜならば、昨日まで元気だった人もコロナであっという間に亡くなってしまうのを目の当たりにしているからです。

死生観があると死は怖くなくなる

私の家は東京に先祖代々の墓と菩提寺があります。父が91歳で亡くなったときも葬儀をしてその墓に納骨しました。そのうち私もそこに入るのかと思いつつ。そう思っていたのですが、いまは考えが変わりました。

私は葬式もしませんし、墓にも入らないつもりです。骨だけは焼いてもらい、その一部は芸術センスのある小さな骨壺に入れ、はがきサイズの遺影とともに和室の棚に飾ってほしいと思います。残りの骨は庭にあるヒメシャラの木の下にまいてもらうつもりです。

このように考えると、死がなんだか楽しくなってきますが、骨になったら自分では何もできませんので、家族に希望だけは話しておきます。それをするかどうかは子供たちや家内が決めることですから。

このような考えに変化したのは、ひろさちや氏の『終活なんておやめなさい』（青春出版社）を読んでからです。氏はその本の中で次のように書いています。

子どもたちに語っておきたいことがあるのであれば、いま語ればよいのです。死んだあとで「ありがとう」と言うより、いま「ありがとう」と感謝の気持ちを伝えればよいのです。あなたは、死んだあとのことを考えず、いま、楽しい人生を生き、家族と一緒に楽しい時間を送ってください。それが本当の「終活」なんですよ。

また、氏は次のようにも言い切っています。

✓ 遺言書は一切遺すな
✓ 葬式は思案無用
✓ お墓はなくてもいい
✓ 孤独死なんて怖れなくていい

私にとって、心に響く言葉であり含蓄のある一冊でした。品格を磨くには本を読むことをお勧めします。

死は感情を乱す最大の要因

父の話を先に書きましたが、胸の動脈瘤が破裂して大出血し、その晩に亡くなったので、死んだ後のことなど彼は何も考えていなかったと思います。一方、がんの場合は死を考える時間があるので、死については思案してしまいます。

私の親戚にアメリカ人の牧師がいます。日本では病院に袈裟をまとった寺のお坊さんが出入りして患者に説教をすることはまずありません。

でも、アメリカでは教会の牧師さんが病院内で患者と死について話すのは珍しいことではないそうです。

断片的ですが、がんに罹った若い女性と牧師との会話です。

牧師「こんにちは、体調はいかがですか」

患者「入院して10日目になりますが、入院時とあまり変わっていません。最初の入院でがんがいったんはよくなったのですが、再発したので今回は2回目の入院なんです」

牧師「治療をしていて何かお困りなことはありますか」

患者「それはありますよ。いまの治療を続けていけば、がんが治るかどうかを知りたいのです」

牧師「教会でお仕事をしていたようですが、信仰について尋ねたいのです。あなたの病気が信仰に影響を与えていますか」

患者「それはありません。考えたこともありません」

牧師「病気からあなたを救うのは神ですよ」

患者「そんな話、いまの私にとっては無意味です」（続く）

こんなふうにして牧師との会話は1時間ぐらい続きます。

どうも日本では生と死を二元的に考えるのに対して、アメリカなどでは生から死への徐々なる移行という見方が多いようです。

つまり、生まれた瞬間から死と共存してだんだんと死に至るというのが欧米的な考えで、人が現存している間に死は存在しないというのが日本的な考え方です。death、dead、dyingなど死に対する英語表記は、日本語ではどれも死です。死という言葉にも多少ニュアンスの違いはありますが――。

このように、死に対する考え方の違いを知るだけでも死への感情は和らげられます。**品格というのはがんに罹ったときの備蓄**のようなもので、その蓄えをいざというときに使えるというのが品格です。

この備蓄は文学からも得られます。あなたは『源氏物語』を読んだことがありますか。登場人物は数々の葛藤のなかで日々を生きていることがわかります。「桐壺の巻」には帝との関係をめぐって女御（天皇と近い高位の女官）や更衣（女御の次位にある女官）たちの感情が見て取れます。それが人の感情であると知ることでも、いまの自分の感情をコントロールできます。他の文学作品を読んでも同じです。

また、音楽も同様です。私は幼稚園のころからピアノを始めました。自分ががんの病床にあるとき、当時のメロディーが思い出されます。特に好きなのが、モーツァルトのピアノソナタk.545の第1楽章です。聴けば誰でも知っている曲です。

こんな音楽を聴いていると感情をコントロールできます。クラシックだけでなく、J-POPでも自分が大好きな曲を耳にしていればいいのです。それも品格を形成するひとつの要素だからです。

品格があれば、正確な言葉で医者と話ができる

あなたが病院の診察室で医者と会話をしているとします。

話の内容はおおむね二つです。いまの病状がどうなのか、それとこれからの治療方針です。何か気になることがあって受診するわけですから、その検査結果と治療の可能性はがん患者にとって大いなる関心事です。

医者は専門家ですから、知識と経験に基づいて患者に話しかけるでしょう。一方の患者は、知識も経験もありませんから医者の話を聞くだけです。こんなときは、いったん家に帰って医者の話に基づいていまの病状と今後の治療について調べてみるといいです。

調べるといってもどうやって、というかもしれません。専門書を何冊か買って調べる人もいるでしょうし、身内に医療従事者がいればその人に尋ねるかもしれません。

ここでは**国立がん研究センターの「がん情報サービス」(ganjoho.jp)**で調べること

をお勧めします。これだけで十分だからです。

インターネットを使うのが苦手な人は、近くにある公立図書館を訪ね、図書館司書に相談してみてください。司書があなたに代わって調べてくれるでしょう。ネット以上の情報が得られるかもしれませんよ。そして、自身のがんについてある程度の知識を持って再度病院の診察室で医者と話してみてください。自分が得た知識と情報によってより正確な会話が医者とできるはずです。

品格がある人は知識や情報が豊富です。そして、知識と情報を得ることは正確な言葉で医者と話ができるようになるステップなのです。

診察は医者と対等の立場でする

病院内でよく見かける風景は、医者が白衣を着ていて入院患者がパジャマを身につけていることです。これだけでも、医者と患者の間にはなんだか差があると思いませんか。何も患者に白衣をまとえと言っているわけではありません。医者と患者は対等の関係を築けと言いたいだけです。

そうすることによって、より正確な言葉で会話することができるからです。

私はこの原稿を執筆している現在、東京本郷にある東大病院内の研究室で前立腺がんの研究に携わっています。私は医者ではありませんし、宗教家でも哲学者でもありませんが、東大病院の医者と多くの患者さんたちを見ています。そんな中で、がんを治す医者と、治してもらう患者との関係を考えてしまいます。

ここで皆さんに考えてほしいのは、**患者と医者とのコミュニケーション**です。どのような会話が望ましいでしょうか。それは、両者の同等な立場でのコミュニケーションです。両方が自分の意見をはっきり言い、そして聞くということです。

私の場合、52歳のときに血液のがんと診断されましたが、当時は分子標的薬が出始めた段階でした。分子標的薬というのは、がん細胞の表面にあるタンパク質などを攻撃する薬で点滴によって体内に注入します。私のように血液がんの場合は「リツキサン（学名：リツキシマブ）」という標的薬がよく使われます。

抗がん剤は正常な細胞まで攻撃してしまいますが、標的薬はがん細胞のみ、あるいは正常細胞でも最小限の攻撃で済む薬です。

私の担当医は標的薬の話はしませんでした。説明する時間もなかったのでしょう。治療の前に何度か診察に病院を訪れましたが、今後どうするかについては主治医と意見が合いませんでした。そんなわけで他の病院を探した結果、京都の病院が相談に乗ってくれることになりました。

当時は**がん対策基本法**が未整備のときですから、「がん難民」となった私は自力で生きる道を探さなければならなかったのです。

医者との会話は専門用語を交えて

京都の病院では血液内科を受診することになりました。自分の病状について患者がある程度の専門知識を持っていると、主治医とのより正確な会話ができるということがわかりました。

あなたは、自分のがんについてどの程度知っていますか。**がんは発生した部位によって性質が異なり、ステージ（進行度）によっても治療法が大きく違います。**ひとくちにがんと言ってもそれぞれが全く異なる病気です。検査にしても、なぜCTスキャンにするのか、どうしてMRIにしないのかなど疑問が出てくるはずです。医者はそのような質問には丁寧に答えてくれますから、疑問点は主治医に教えてもらうといいでしょう。

私の場合、最初の血液検査で腫瘍マーカーが高値を示しましたので、次の検査では造影剤を使った全身のCT写真を撮りました。CTは被ばく量が少なくないのでMRIに代えることはできないかと主治医に尋ねたところ、CTのほうがリンパ節の状態がよく見えるからということで納得して検査を続けました。その結果がんの可能性があることになり、今度は鼠径部からリンパ節を手術で一つ取り出し、病理検査してがんが確定しました。

最初の受診から確定までに約3か月を要しました。

血液のがんのため手術や放射線治療ができず、抗がん剤治療が主になりました。私のがんのタイプが抗がん剤が効きにくい種類だったので、分子標的薬のみでの治療をしてくれる病院を探し、唯一見つけたのが京都の病院だったのです。

普通の病院では、分子標的薬と抗がん剤の両方を投与してその相乗効果によって治療の効果を上げるのが一般的で、医者もそれを勧めます。

これは国として医療経済的に妥当ですが、ここには治療という言葉のマジックがあります。完全に治るのならば治療ですが、**がんの治療は寛解に導くための延命**という意味合いが強いですから、完治と勘違いしないことが必要です。

私の場合には抗がん剤を使っての延命という選択はありませんでした。**抗がん剤を使ってまでの侵襲的な延命はせずに、余命の中で創造的に日々楽しく過ごすのが賢明**だと思ったからです。そして、最初の診断から16年が経ったいま、元気で暮らしています。がんとの共存状態ですが。いったい私のがんはどうしているのでしょう。

いまの状態に到達するまでには紆余曲折もありました。病院を替えたり、主治医を替えたり代わったりと。過去を振り返ってみると、医者たちからは多くのことを学びました。

もし、患者が自分のがんについて正確な知識や情報を持たずに、医者たちと会話を続けた場合だったらどうでしょうか。

医者も忙しい中での診察なので、できるだけ短時間に診たいというのが本心です。ということは、**患者側も次の診察では何を質問**しようか程度の準備をしてから受診することが医者との会話では重要になります。

品格があると自ずとこのような対応になり、医者との話や内容に対する理解が深まってきます。自身のがんに対する知識や正確な情報を携えながら医者と話をしてみてください。

医学の進歩は早く、治療技術も変化します。また、その変化に合わせるようにがんも手の内を次々と変えながら患者とのせめぎあいをしているようにも見えます。

品格があれば、姿勢が良くなり病気を遠ざける

街を歩いていると、姿勢が良く颯爽と歩いている人をよく見かけます。一方で病院の中ではどうでしょう。多くの患者さんたちの姿勢が猫背になっているのに気がつきます。それはそうでしょう。病を抱えていて良い姿勢になれるはずがありませんから。でも最近は街中でも姿勢の良くない人が増えたような印象を受けます。

悪い姿勢が病気をつくる

姿勢が悪くなると、その体勢から胸や腹部に負担がかかり、呼吸器や消化器の病気になりやすいことが知られています。また、この状態が長引くとうつ状態へと発展する可能性も指摘されています。

その原因には筋疾患や神経内科的疾患などがあるといわれていますが、スマホの普及に

も一因があると私は思っています。スマホ画面を見たり操作したりするときにはどうしても身体が前のめりになってしまい、それが長い時間続くと頭を支えている骨や筋肉に負担がかかることで姿勢が悪くなるのではないでしょうか。

また、テレワークで自宅勤務が多くなると、パソコンを食卓の上に置いて仕事をすることもあると思いますが、テーブルと椅子は食事をするのに都合のいい高さで調整されているので、仕事をするのには不向きです。

良い姿勢を保つことはある程度の意識によって可能ですが、ここで少し所作について考えてみましょう。「所作」とは身のこなしとかしぐさのことで、品格がある人はこの所作が美しいのが特徴のひとつです。背筋をスッと伸ばして颯爽と歩く姿は美しいと思いませんか。これは意識すればできることです。悪い姿勢で病気をつくらないためにも、**所作を美しくして背筋を伸ばし品格を保つ**といいでしょう。

私ががんと診断されたとき、自分の毎日はしかるべくしてがんに罹ったという仕事ぶりでした。海外渡航の多い仕事だったので、長時間のフライトや現地でのハードな協議や交渉など、所作どころではなかったのです。数か月間現地に滞在して帰国し、また別の国へ出かけるといった具合で、精神的にも不安定な時期が続きました。そのストレスはアルコールへと変わり、姿勢を正そうという意識すら芽生えず、これでがんにならないほうが不思議なくらいで、今ではがんが当時の生活の異常さを教えてくれたと思っています。

このように、がんに罹ってからでも、あるいは罹ったからこそ品格は磨けます。**品格は「気づき」**でつくられますから。

見た目だけの品格では勝てない

品格があると見た目も美しく感じるのですが、品格は本来内面的なものです。表面的には繕っていても**心の中に邪《よこしま》な考えのある人にがんは近づいてきます。**

では、人の心の中はどのようにしてわかると思いますか。それは、マナーや礼儀に表れます。一緒に食事をしたときや、挨拶などを見ていればわかります。そのことに本人が気づいているかどうかだけの問題です。

私は仕事の関係で若いときは海外出張が多く、現地では日本大使館などに呼ばれて食事に招かれることもありました。そこで経験したのは、大使や領事といった方々の品の良さです。特にウクライナにある日本大使館の大使が品格のある方で、いつか自分もそうなりたいと、食事のときのマナーや会話を真似てみました。
直ちに品格がつくわけではありませんが、真似ることは必要です。そうしているうちに内面から変わっていきます。

ここで、藤原正彦氏の『国家の品格』に述べられている「品格ある国家の指標」について触れてみましょう。その指標ががん患者の品格にもそのままあてはまるからです。引用する指標は次の四つです。

①**独立不羈《ふき》**：一番目は、国家の独立不羈です。自らの意志に従って行動のできる独立国ということです。現代日本は、ほとんどアメリカの植民地状態にあり、まったくこの条件を満たしていません。世界に誇る日本の美しい情緒や形に触れることで、戦後失われた祖国への誇りと自信を取り戻すことができます。(中略)
②**高い道徳**：二番目は高い道徳です。日本人の道徳の高さについては、戦国の終わりから安土桃山時代にかけて我が国を訪れた宣教師をはじめとする人々が、異口同音に驚きの声を上げました。これは明治になっても同じでした。明治初年に来日し、大森

> 貝塚を発見したアメリカの生物学者モースは、日本人の優雅と温厚に感銘し、「なぜ日本人が我々を南蛮夷狄（いてき）と呼び来ったかが、段々判って来る」と書きました。（中略）
>
> **③美しい田園**：第三は美しい田園です。美しい田園が保たれているということは、金銭至上主義に冒されていない、美しい情緒がその国に存在する証拠です。（中略）
>
> **④天才の輩出**：第四は、学問、文化、芸術などで天才が輩出していることです。先に申しましたように、天才が輩出するためには、役に立たないものや精神性を尊ぶ土壌、美の存在、跪く心などが必要です。市場原理主義は、これらすべてをずたずたにします。

さあどうでしょう。これら国の指標が人にもあてはまり、がん患者に必要な内面的な品格であることに気がつきます。

そうです、**①自らの意志に従って行動できる患者**、**②患者が持っている道徳の高さ**、**③患者の美しい情緒**、**④精神性を尊ぶ患者**です。これらは、品格ある患者の指標としてもあてはまります。

品格があれば、患者やがんを気遣える

品格という言葉から**「美しい言葉遣い」**が想像されませんか。品格のある人が食事をしながら大声で話したり、くだらない冗談を言ったりするのはあまり見かけません。

やはり、品格があると話し方にも落ち着きが出てくるし、わかりやすく丁寧なので聞き手からの好感が得られます。

例えばあなたが入院したとします。がんの場合はがんセンターやがん病棟です。そんなとき、周囲は見知らぬがん患者ですから、相手の病気のことや自身の病状などを話したりするでしょう。そこでいきなり「あんた、どこのがん?」「手術した?」「どのぐらい入院してるの?」なんて聞かれたくないですよね。そこには自ずと品格のある言葉が求められているのです。

自分の気持ちよりも相手の考えを優先させれば言葉も変わってきます。相手を気遣うこ

とで言葉も丁寧になり内面の品格が磨かれます。この気遣いはがん患者に対してだけではなく、医者や看護師に対しても必要です。そして、がん細胞に対しても同じなのです。

え？　がんに気遣うですって！　はい、そうです。これは私の場合ですが、ある担当医からのアドバイスとして、がんを兵糧攻めにするため砂糖などの糖分やごはんなどの炭水化物は一切摂らないほうがいいと言われました。実際そうしてみたところ、がんよりも自分のほうが先に参りそうになったことがあります。がんが生きていくには正常細胞よりもかなり多くの糖が必要なため、それを断てばがんは生きられずに死滅するという論理です。

しかし、ごはんを食べずに甘いものも避けて日々を送ることは相当のつらさを伴います。そこで私は逆にがん細胞が吐くくらい甘いものを食べ、ごはんも好きなだけ食べてがんと共存しています。がんを攻撃するだけでなく、気遣って餌もたっぷり与えているのです。

がんを気遣えばがんも患者を気遣う

タンパク質はどうでしょう。がん患者が肉や魚などのタンパク質をパクパク食べてよいのでしょうか。私はいいと思うし自分でもそうしています。がんも正常細胞も生きていくためにはタンパク質が必要ですし、両者とも普段は血管内の血液からその栄養素を摂っています。

それでは、血中のタンパク質が少なくなった場合はどうでしょうか。両者とも栄養不足に陥るのでしょうか。答えは、正常細胞はタンパク質不足になりますが、がん細胞はなりません。なぜならば、がん細胞のほうがより貪欲で、筋肉などにあるタンパク質を肝臓に集め、不足する栄養をつくれるからです。血中のタンパク質が不足してもがんは平気で成長するのです。

一方、正常細胞はここまで器用にはできないのでタンパク質不足になります。その結果、**がん患者の筋肉は減り、身体はやせ細っていく**のが普通です。

ならば、全身に栄養を行き渡らせるためにがん患者が米もパンも、肉も魚も、ケーキも甘味も好きなだけ食べればいいじゃないですか。お酒も飲んで。ところが、それができない。がん患者はがんである以前に糖尿病や腎臓病、心臓病などの持病があるのが普通です。だからがんに罹ったというほうが適切な言い方かもしれません。

もし、重篤な持病がないのならば、**好きなものを好きなだけ食べるのががんへの気遣い**

だし、**美味しく食べられるということはがんからの気遣い**でもあります。

私が血液のがんと診断されたときにはステージ（進行度）はⅢで、全身のリンパ節ががん細胞に侵されていて末期の一歩手前でした。そのとき、私は抗がん剤で治療するよりも、酒を飲んで好きなものを好きなだけ食べて余生を全うしようと決めました。おかげでがんも当時のままで悪性度も変わらない状態が今でも続いています。

では、どうしてがんが私を気遣っているといえるのでしょう。

それはがんの発症から今日に至るまでのかなり膨大な観察データが物語っています。がんの状態を調べるために今では病院の血液腫瘍科で2か月に1回の経過観察を行っています。専門的になってしまうので細かいことは書きませんが、血液学的検査、生化学的検査、免疫学的検査、血液化学検査、悪性腫瘍特異物質検査など57項目のほか、年に1回造影剤を使った全身のCTスキャンを撮ります。

これらによってがんがどんな状態にあるかがわかります。

またほかの病院の内科では2か月に一度、血圧や血管の状態を調べ、年に1回脳のMRIを撮影してがん化したリンパの脳転移の有無を検査しています。さらに別のクリニックではジアセチルスペルミン検査といってがんの進行度を調べています。これら検査データの推移から読み取れるのは、16年前に見つかったがんは当時よりも大人しくなって(がんの物理的な大きさと化学的な数値がより正常に近づいて）いることです。

この結果が**「がんの私に対する気遣い」**なのかはがんに聞いてみないとわかりませんが、私が調べる限りそうです。

品格ある対応には品格ある応報

がん細胞には「悪性度」があり、簡単に言えばがんが進行する速さのことです。悪性度が高ければ1週間単位で増えていきます。中悪性度では月単位、低悪性度ならば年単位といった具合に。がんのできる部位によっても悪性度が高いがんや低いがんになります。

私の場合は血液のがんですが、タイプによって悪性度も異なります。

私は濾胞性《ろほうせい》というタイプの悪性度が比較的低いがんでしたが、加齢や何らかのきっかけで悪性度が高いがんに変わっていくことがしばしばあります。

高悪性度のものは臓器に転移して急速に患者を死に至らしめます。ですから、低悪性度だからといって安心してもいられません。

ここで考えていただきたいのです。話を簡単にするため血液のがんに限って考えると、はじめから高悪性度のがんに罹る人がいると思えば、低悪性度の患者もいます。あるいは低悪性度から高悪性度にがん細胞が変化する人もいます。稀には、低悪性度であった細胞が自然に消えて完全になくなる場合もあります。この理由をどう考えますか。

医学の研究者は組織学的あるいは病理学的な観点から説明するでしょう。同じ血液がんでも多くのタイプがあって、がんの振る舞いが異なるからだと。

それはそのとおりです。間違ってはいません。では、なぜ高悪性度になる人と低悪性度に罹る人がいるのか。この答えも、患者の生活習慣や生命力ということになるのでしょう。

私のケースです。がんに罹患した当時の私はおよそ不摂生な生活で、華奢な身体をしていました。低悪性度のがんに罹りましたが、それでも今日まで、がんは私の身体にすっかり馴染んで大人しくしています。抗がん剤などの攻撃的な治療は一切していません。

私の推察ですが、がんに対して攻撃的にならなければ、がんも患者を攻撃してこないのではないでしょうか。

がんにも品格があって患者を気遣っているのかもしれません。

品格があれば、過去を捨て未来をつくれる

品格がある人には必ずと言っていいほど自分の考えがあります。その考えは本人の価値観からくるものなので、国々の文化や風習、制度などの違いによっても大きく異なります。がんに対する考え方も千差万別です。

私が中国のハルビン郊外にある村で医療の調査をしていたときのことです。村の診療所の患者や住人たちに、がんに罹ったらどうするかと尋ねました。高齢者の多くは治療もしないし病院にも行かない、と答えます。理由は経済的なもので、そんなことにお金をかけるならば孫を大学に行かせたいと言います。

これは、日本のように国民皆保険制度が十分でない国ではありがちですが、自分の命よりも次の世代のことに価値を置く考え方に品格を感じました。

よく、品格を教養と同義であると考える人もいますが、私はそう考えません。**人生の経**

験から得た価値観には、学習によって学んだ教養とは違う重みがあるからです。

がんは死について考える絶好のチャンス

品格がある人はがんと診断されてもおどおどしたりしません。価値観がはっきりしているからです。特に死に対する価値観です。それは、「死に方」の考えにも表れます。

では次の問いに答えてみてください。

【治療の方法】

①1日でも長く生きるために最先端の医療技術を使って治療したいので、多少つらい治療でも受ける
②延命治療はしたくないが痛み苦しんで死ぬのはいやなので、緩和ケアをする
③なんの治療もせずに、ただただ自然の死を迎える

【死ぬ場所】

①病院で家族に囲まれながら最期を迎える
②自宅で家族に見守られて最期を迎える
③自宅でひとりで最期を迎える

【死んだとき】

①葬儀をして墓に入る

②葬儀はしないが墓には入る

③葬儀もしないし墓にも入らない

【死んだあと】

①天国や浄土に行く

②すべてが無に帰す

③輪廻転生して再び生き返る

さあ、答えはいかがでしたか。さらに言えば、どの病院でいつどんな治療を受けるか、墓に入らない場合はどこで散骨をするかなど、決めることはたくさんあります。ただ、これらは死に対する価値観がはっきりしていれば自ずと答えは定まります。

「生物学的（biological）な死」と**「物語的（biographical）な死」**の二つがあっていいと、私は考えています。

私の場合は、治療せずに家族がいる自宅で最期を迎えて葬儀もしないし、墓にも入らず庭の木々に散骨します。治療しないのは生物学的な死と関連し、葬儀も墓もなしで散骨するのは物語的な死を家族と共有したいからです。

このように、がんは我々が普段は避けようとしている死について考えることができる絶好のチャンスなのです。

がんで過去を捨て人生を仕切り直す

せっかくのチャンス到来ですから、次のようなやり方で**新たな将来へ人生をリセット**してみてはいかがでしょう。はじめに、過去の捨て方です。

【過去を捨てる】

①**「自分自身」**の感情や思考が、過去を捨てるいちばんの妨げになっています。「なぜ自分はがんに罹ったのだろう」とか「別の人生を歩んでおけばよかった」とか。でもそれらは過去のものなので、まずは忘れましょう。プライドもエゴイズムも自身の中にあるもの。それらも捨てましょう。すると身も心も軽くなります。

②**「職場」**のことを思い出してみましょう。上司からのパワハラ、能力とは無関係な昇進

と肩書、好き嫌いによる不公平人事考課、定時で帰ることができない雰囲気、嫌いな人も好きになれという人間関係。あなたにもこのような経験がありませんでしたか。職場は組織で成り立っており、ヒエラルキー（序列）が必ずあるのでこれらの問題が起こります。職場を捨てるのは簡単です。辞めればいいのです。せっかくがんに罹ったのですから、これを機に辞めましょう。

③「家庭」

はどうでしょうか。家庭というと「家族が一緒に暮らし生活する場所」というイメージです。では家族とは何でしょう。広辞苑によれば「夫婦の配偶関係や親子・兄弟などの血縁関係によって結ばれた親族関係を基礎にして成立する小集団」だそうです。だとすると、この小集団内での人間関係を常に良好に保つのは難しいことです。その理由は、構成員のそれぞれが自己の利益を考えながら行動しているからです。まずは、この利益を捨ててみてください。そうすれば家庭はうまくいくようになります。家族の良好な関係はお互いの「奉仕」で成り立つからです。

【未来をつくる】

次に未来のつくり方です。

未来をつくる基本はマスタープランです。つまり、人生の基本計画のことです。

①自身がいま置かれている現状と課題をわかりやすく書いてみる。そうすると、将来のゴール（目標）が見えてくる。

②ゴールに向けたロードマップ（未来予想）を描いてみる。ロードマップというのは時間軸に沿った大まかなイメージです。いつまでに何をしたいという希望です。

③ロードマップをもとに3年先までの実行計画を立てる。実行計画というのは、ロードマップを実現するために必要な手段です。

④実行計画が可能なのかどうかを判断する。そして行動に移す。

では私のケースでどのように未来をつくったかを説明します。がんが確定したときに自分の未来を次のようにつくりました。

①そのときの現状は、私が海外プロジェクトのマネージャーをしていて日本と現場とを頻繁に行き来していました。当然のこと課題は仕事をどうすればいいかでした。それに、治療するかしないかという課題もありました。当時私は自分の仕事を心から楽しんでいた

ため仕事を辞めるという選択はありません。一方で、効かない化学療法ならしないほうがましというゴールも見えてきました。

②このゴールに向けた私のロードマップは、60歳まではとにかく生きること。そして、60歳の定年時に生きていれば退職して大学院に行って今まで実践してきた国際協力を学問として深めたい。この二つの希望がありました。

③3年先は私が55歳になるときですから、②の実現のためには受験勉強をすることと生きていることが必要です。ただし、勉強は自分の意志でできますが生きているかどうかは自分でも決められません。そこで、死期を少しでも先延ばしする方法として分子標的薬の投与をはじめの1か月だけすることにしました。

④③の実行計画が実施可能なのかを判断するにあたり、当時の自分の学力と経済的な負担を検討した結果、実施可能と判断し行動に移しました。それだけのことです。

現在68歳ですが、いまだ元気に楽しく生きています。60歳の定年を目前に東大大学院に合格し、その後は大学の研究室に残って今ではアジアのがん研究に従事しています。

余命はあと何年かわかりませんが、**余命を考えるより未来をつくるほうが重要**です。

品格があれば、医療に対する価値の見方が変わる

前の項では品格と価値観の関係について書きました。本項では医療に対する価値をどう見るかについて考えてみましょう。

延命目的ならがん治療は要らない

がんではよく5年生存率とか10年生存率という言葉を耳にします。この生存率というのは、がんと診断された時点から5年後あるいは10年後に患者が生存している割合のことで、**5年間生きられたから治った、10年生き続けたので完治したという意味ではありません。**

ちなみに、2021年に公表されている最新のがん統計では2009〜2011年にがんと診断された人の5年生存率は男女合計で64・1%となっています。すなわち、100人のうち64人は生きていたということです。

ここでちょっと考えてもらいたいのですが、この数字の中には6年目で亡くなった人もいるだろうし、私みたいに16年経っても生きている人もいます。また、5年の間にがん以外のことで亡くなる人もいるはずです。つまり、生存率というのは同じ条件で集めたデータを年次ごとの推移で見ることで、治療の効果を検証できる。がんの部位ごとの生存率を見れば、どのがんが治療しやすく、または治療しにくいのかがわかるのです。

過去からの統計を見ると、**がんの生存率は多くの部位で上昇傾向**にありますが、がんが治りやすくなったと考えるのは誤りで、**より延命が可能となった**とみるべきです。

しかも延命治療に伴う苦痛と負担を考えると、そのような治療が本当に必要なのか考えてほしいのです。私はそんな治療はしませんが、これは個人の価値観の問題なので良い悪いで判断することではありません。

医療資源は無限ではない

最近になって、がんに効く薬が続々と開発されていますが、どれもこれも高額なものばかり。これらを投与して患者が快方に向かうのであれば結構ですが、そこには公費も投入されることから使用には慎重にならざるを得ません。

これは命とお金とどちらが大切なのかという二元的な議論ではなく、**医療は公共財（税金や社会保険料など国民が皆で出し合った公的なサービス）**なので、無限に生産できるものではないという考え方です。

特に日本には国民皆保険制度があり、患者はどこの病院でどの先生に診察してもらっても医療費は一律で、患者の負担額は1～3割程度で済みます。しかも、それでも高くて払えない場合に備えて高額療養費制度があり、医療費の自己負担額がひと月に一定額を超えた場合にはその超えた金額が戻ります。

このように恵まれた社会制度は次の世代も享受できるように持続可能性が求められます。安易に利用するわけにもいかないのです。

ある人が言っていましたが、「健康保険料を払っているんだから、元を取るために病気でなくても病院に行く」と。この品格のなさには呆れてしまいます。

医療という大切な公共財を患者は賢く使う。それは患者一人ひとりの品格からくる価値観が故なのです。

第2章

患者こそが治療の主体！医者任せにしない

DIGNITY OF
CANCER PATIENTS

患者の命は患者のもの

▼医者は患者の気持ちよりも自分の信念を優先する

「患者中心」という言葉をよく聞きます。紀元前、ヒポクラテス（古代ギリシャの医者）の時代からある発想で、**「医術が患者に最善の利益をもたらすものでなければならない」**とする考え方です。

ヒポクラテスの時代から2000年以上が経ったいま、この「患者中心」という言葉の意味と実態は大きく変わり、患者と医療従事者との関係も変化しました。

これらの変化は、治療薬の進歩や検査機器の登場などが患者の身体観察や問診にとって代わり、より客観的な診断ができるようになったことに起因しています。すなわち、現代医療システムの仕組みによって「患者中心」は大きく左右されたことになるのです。

そこで、第2章では医療という中において「患者とは何か」を考え、患者の振る舞い方について考察します。

医療に「安全」「安心」はない

「患者中心の医療」と聞いたときに何を連想するでしょうか。

【治療前】

✓ 患者の話をよく聞いてくれる
✓ 病気の状態を詳しく説明してくれる
✓ 治療にあたって親身な提案をしてくれる
✓ 患者の質問に丁寧に答えてくれる
✓ 患者の希望を最大限取り入れてくれる

【治療中】

✓ 治療の効果を患者にわかりやすく説明してくれる
✓ 効果が見られない場合にはすぐに他の治療に変えてくれる
✓ 患者の気持ちになり優しい言葉で会話してくれる

【治療後】

✓ 経過を定期的に観察してくれる
✓ 異常があればすぐに対応してくれる
✓ 患者の相談に随時応じてくれる

これを私の場合にあてはめてみます。私ががんと診断されたのは2005年。がん患者への支援を盛り込んだ**「がん対策基本法」**の施行が2007年ですから、施行前のときです。

首や腋の下、鼠径部に小さなしこりを複数感じたため、かかりつけのクリニックに行き、紹介状を持って都内の公立病院を受診しました。病院では以下の流れになります。

①検査 → **②結果の説明** → **③治療の提案**

①は紹介状の内容に沿ってまずは検査を行う
②の結果はすぐに出ないので数日後に検査結果を聞きに行く
③は②の結果に基づいて治療方法が提案される

私はその検査結果と治療提案を持ち帰って自分のがんについて調べました。仕事との両立を検討して再度病院を訪れたのは前回の受診から3か月が経っていました。

当然、主治医はご立腹。さらに私が主治医の治療提案を受けないとしたことで、関係が悪くなり、他の病院を探さざるを得ない状況となったのです。

そのときの医者との会話は次のようなものでした。

医者「ずいぶん遅かったたね。何していたんですか？」
私「ヨルダンに行っていました、仕事で」
医者「そうですか。じゃ、いつから治療を始めようか」
私「抗がん剤治療はしません。リツキサンだけならいいですけど……」
医者「えっ？」
私「分子標的薬のリツキサンです」
医者「当院でそれはできませんよ。他の病院で受けてもらえますか」
私「はい、ではそうします」

これは患者中心の医療でしょうか。患者の希望を聞き入れていない点だけでも患者中心とは言えません。

むしろ**「医療中心」**です。現在の医療システムを築いてきたのは医療者だから当然なことです。非感染症であるがんに関して言えば、患者の「安全」「安心」ではなく、**医者の「安全」「安心」**なのです。

「患者中心の医療」は患者自身がつくる

東京の病院を追われ「がん難民」になった私は、京都にある病院にたどり着きました。京都駅からＪＲ琵琶湖線で一つ目の山科にある病院です。この病院と出会うきっかけはインターネットなのですが、患者の希望に合う治療を望むならば自分自身で病院を探すしかなかったのです。

その病院で血液内科を最初に訪れたときの医者との会話は次のとおりでした。

私　「リツキサン単独で治療したいのですが」

医者　「骨髄穿刺《せんし》はしましたか？」

私「いえ、していません。都内の病院で濾胞性B細胞型のリンパ腫と診断され全身のリンパ節に腫瘍細胞が広がっているので、いま骨髄穿刺をして骨髄中のリンパ細胞を検査する必要はないと思います」

医者「ステージは？　PET‐CTは受けましたか？」

私「ステージⅢAです。CT造影でリンパ節の大きさがわかっていますので、いまの段階でPET‐CTでリンパのがん化状態を調べる必要もないと……」

医者「わかりました。点滴中は入院と検査が必要なので、都合のいい日が決まったら連絡してください」

東京と京都の病院とでは患者対応がかなり違いますね。これは、治療の主体が医者か患者のどちらにあるかの違いなのです。では、患者が主体となるためにはどうすればよいのでしょうか。答えは簡単です。**患者が医療に参加する**ことです。**自身のがんが何者であるかを調べる**のです。

例えば、自分の家にある日、知らない人がいたらびっくりするのが普通です。当然、その人が誰でどんな人なのかを調べようとします。がんも同じで、あるとき自分の身体の中に変なものが現れれば、調べたくなります。

私の場合は次のような手順で調べました。

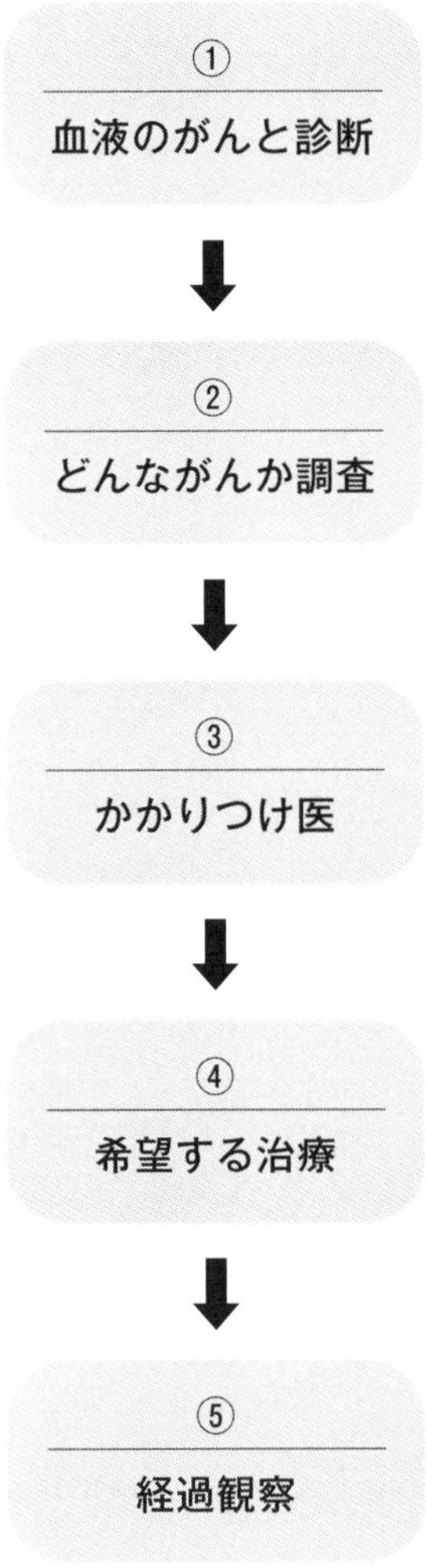

①は東京の病院でがんと診断されたとき。②はどんながんなのかインターネットなどで調べたとき。③はその理解が正しいかどうかをかかりつけ医に相談して確かめたとき。

かかりつけ医はがんの専門家ではありませんでしたが、医学的観点から適切な助言をしてくれました。このように、かかりつけ医が身近にいるとたいへん助かります。ただし、分子標的薬を投与するとなると専門医がいる病院に行く必要があり、紹介状にしてもどの病院を紹介してもらうかがこちらでもわからない。

したがって④を施してくれる病院を探すのがひと苦労でした。いまなら、国立がん研究センターのがん情報サービスを使えば無料の電話相談もできますが、当時そのようなサービスはなかったので、まずはネットで病院のあたりをつけ、電話をかけて聞くという繰り返しでした。やっと見つけたのが京都の病院だったのです。

⑤の経過観察は2か月ごとに近所の大学病院で行っています。

私の場合、**患者が積極的に治療に参加**した例だと思います。受動的な治療ではなく能動的な治療が「患者中心の医療」をつくります。

医療従事者だけではできないのです。何よりも患者の協力が不可欠です。

治療方法は患者が決める

▼自らのがんの状態を知ることから始める

前項では患者中心の医療について書きましたが、本項では医療者との協力関係について考えます。その背景は、がんは医者が治すものでもなければ患者が治すものでもないからです。**治療には双方の協力関係が必要です。**患者も医療者も治療に対する責務を負うことになります。

「患者の責務」は一般的に以下と考えていいでしょう。

✓ 既往症や現在の病状を医者に正確に伝えて誤解が生じないようにする
✓ 手術など医療行為の結果はすべてが不確実であることを理解する
✓ 病院という公共の場での規則に従い医療者の指示に沿って行動する
✓ 治療方法に対する希望があれば明確に医療者に伝える

「**医療者の責務**」はどうでしょうか。

- ✓ 患者の病状や病名について本人に説明する
- ✓ 治療を行うときには患者の同意を得る
- ✓ 患者の希望を最大限受け入れた治療を行う
- ✓ 研鑽を続けて常に最良の医療を患者に提供する

医療者は患者以外にも社会に対して責任があるように、患者も社会に対しての責任があります。いま患者が受けている医療は、多くのステークホルダー（利害関係者）の協力で成り立っているからです。

患者は自身が決めた理由を医療側にも説明できなくてはなりません。できないのであれば、その治療は最適ではないということです。

がんの状態を知らなければ治療もわからない

治療方法を決めるためには自身のがんがどんな性質で、どんな状態にあるのかを細かく知る必要があります。これは医療者の仕事です。治療法の提案がなされますが、これも医療者側の責務です。

ここからが患者の役割になるのですが、その提案が**患者にとって適切かどうかの判断**です。患者には、がんに罹るまでに過ごしてきた普段の生活、仕事、家庭などがあり、治療によってそれらがどのように変化するのかを考えなければなりません。とにかくがんが治ればいいというものでもありません。

私ががんと診断されたときの状態は次のようなものでした。

✓ 病名：悪性リンパ腫（非ホジキン型）
✓ タイプ：B細胞由来濾胞性
✓ ステージ：Ⅲの進行がん

医者からは同時に抗がん剤による治療の提案がありましたが、診断結果とともに持ち帰って考えることにしました。わかったことは、自分のがんはゆっくりと進行するタイプだということです。

治療についても調べました。4種類の抗がん剤に分子標的薬を加え、3～4週間を1コースとして数コース続けるというものでした。私は、抗がん剤は1回点滴すれば済むものかと思っていたのでその認識は違っていました。

当時の私は海外での勤務を伴う仕事をしていたので、治療する場合には仕事との両立は無理ということになります。

仕事を離れれば希望も失ってしまうので、**治療はしないという選択**が私にとってはベストでした。

あとで他の医者から聞いたのですが、私のタイプのがんは治療してもしなくても平均余命は10年前後とのこと。いま思うとつらい治療をしなくて幸いでした。

がんのことをもう少し知るために、東京都福祉保健局の『がんって何？』からその一部を引用してみましょう。

・がんは、細胞のコピーミスから生まれます。

私たちのカラダの細胞は、約60兆個の細胞からなっています。そのうち毎日1％くらいの細胞が死にますので、細胞分裂をして、減った細胞を補う必要があります。細胞分裂では、細胞の設計図であるＤＮＡを毎日数千億回、コピーしています。（中略）

・がん細胞は、1日に5000個もできます。

最近では、がん細胞は、健康な人のカラダでも多数できることがわかっています。がん細胞ができると、そのつど退治しているのが免疫細胞（リンパ球）です。（中略）

・がんは、見つかるまでに10年から20年かかります。

ひっそりと生き残った、たった1つのがん細胞は、1個が2個、2個が4個、4個が8個、8個が16個と、時とともに、倍々ゲームのように増えていきます。（中略）

・がんはヒトから栄養を横取りして増えていきます。

がん細胞は、コントロールを失った暴走機関車のようなもので、猛烈な速さで分裂・増殖を繰り返します。また、生まれた臓器から勝手に離れて、他の場所に転移します。がんは正常な細胞の何倍も栄養が必要で、患者さんのカラダから栄養を奪い取ってしまうのです。

もうおわかりでしょう。がんという塊は身体の中に突然現れて不調をもたらす病気ではなく、もともとあった正常な細胞ががん化し、発見されるまで長い時間をかけながら栄養を奪い取って成長していくのです。

その逆手をとって次のことを行ったらどうなるでしょう。

①細胞のコピーミスを最小化するために、タバコなどを遠ざけてバランスの良い食事を摂り適度な運動をする。

②体内でできるがん細胞を初期段階で退治できるように免疫力を常に高める。

③がんの細胞段階で発見できる検査を定期的に行う。

④食事から栄養をたっぷり摂る。

このように、がんを知ることが治療法を決める第一歩なのです。

医者の責務があるならば患者の責務もある

先に「がん対策基本法」に触れましたが、いまはこの法律が適用されており、そこには医者の責務として以下が書かれています。

> **（医師等の責務）第七条**　医師その他の医療関係者は、国及び地方公共団体が講ずるがん対策に協力し、がんの予防に寄与するよう努めるとともに、がん患者の置かれている状況を深く認識し、良質かつ適切ながん医療を行うよう努めなければならない。

つまり、医者は**「がん患者の置かれている状況を深く認識し、良質かつ適切ながん医療を行うよう努めなければならない」**のですが、医者にはそれぞれのとらえ方や見解があり、病院にもそれぞれの流儀があるため、この法律が一律かつ均等に普及しているわけではありません。多少なりともがん患者の扱いが異なるのです。

医療機関も大学病院、公立病院、私立病院、診療所、クリニックなどと分かれているので、どこを選ぶかは患者の判断に委ねられます。自身のがんについてはよく調べて医者任せにしないことが必要なのです。

以上は医者の責務ですが、がん患者の責務はどうでしょうか。法律では国民の責務となっていますが、以下のとおりです。

> **(国民の責務) 第六条** 国民は、喫煙、食生活、運動その他の生活習慣が健康に及ぼす影響、がんの原因となるおそれのある感染症等がんに関する正しい知識を持ち、がんの予防に必要な注意を払い、必要に応じ、がん検診を受けるよう努めるほか、がん患者に関する理解を深めるよう努めなければならない。

これは、我々国民は元気なうちからがんに罹らないよう気をつけなさいという意味で、がんに罹ったらどうしなさいとは触れていません。がん患者にしてみれば、どうしたらよいかわからず、ただ病院に行って医者に任せっきりになってしまうのです。

もし私が政策者であれば、**「がん患者は自らのがんについて医療者と相談しながら熟知し、自身が置かれている生活環境と照らし合わせ、患者本人が最良と考える治療法を選択するよう努めなければならない」**と、がん患者の責務を加えるでしょう。そうしないと、がん患者が自分の方向を見失い医者頼みになってしまいます。

また、治療法は患者自身の思いつきで考え出すものではなく、あくまでも専門的な経験のある医療者との相談があってはじめて効果を発揮するものです。

これまで自らのがんを知ることの重要性について述べてきましたが、もう一つお伝えしたいことがあります。それは、がんがどのように成長するかです。前述したとおり、がんは一つの正常細胞がミスコピーによって異常細胞化することがきっかけで始まり、何年もかかってがん細胞の塊に成長します。がんは患者の身体を熟知して今日まで成長したということです。もし、患者が自身のがんについてよくわからずにいたら……。

そうです、**がんは患者を甘く見ます。** そして、さらなるジャブ（パンチ）を患者に加えるでしょう。

そのことを私の体験で話したいと思います。京都の病院で分子標的薬を投与したおかげで血液中の腫瘍マーカー値はすぐに標準値まで下がりました。それから12年間は特段の変化も起こらなかったのですが、13年目あたりからマーカー値が徐々に上昇してきました。かかりつけ医へ相談に行ったところ高濃度ビタミンC（アスコルビン酸）の点滴を勧められたのです。初めのうちは週2回、だんだんと頻度をおとして3か月に一度。すると、マーカー値は標準値内に収まり他の検査でも異常はみられなくなりました。

これには二つの意味があります。一つはビタミンCの**化学的効果**と、もう一つはがんに対する**牽制効果。** 第1章で書きましたが、がん細胞はブドウ糖（グルコース）を大量に摂取しながら成長します。そこでブドウ糖とビタミンCの分子式を比較してみます。（下図参照）

（ブドウ糖）$C_6H_{12}O_6$　　（ビタミンC）$C_6H_8O_6$

これはブドウ糖の水素原子が12個なのに対してビタミンCは8個ということです。構造がよく似ているのです。そこで高濃度のビタミンCを大量に点滴投与すると、ビタミンCの血中濃度が高くなって細胞外液に滲み出し、化学反応を起こして過酸化水素を発生させます。この過酸化水素ががん細胞の中に入りこんでダメージを与えるのです。

ただし、正常細胞にはカタラーゼという酵素があって過酸化水素を分解するためダメージは受けません。また血中にブドウ糖がたくさん含まれているときには、ビタミンCの吸収が悪くなりがん細胞への殺傷効果が低くなります。

もうひとつの牽制効果ですが、がんと診断されてから12~13年目というのは、私も安心しきって油断があり、以前の不摂生な生活に戻っていたころです。これを狙って私のがんはこのときと言わんばかりに勢力を伸ばしたのだと思います。

そこで私は**ビタミンCでがん細胞を牽制**し、功を奏した結果になっています。

このように、がん細胞は日々変化しているので。その推移を観察していくことが重要となるのです。

患者は自らが命の主権者

▼自分の命の権利は憲法で決められている

憲法第31条には次のように書かれており、人の命に対する権利を保障しています。

（生命及び自由の保障と科刑の制約）
第三十一条　何人も、法律の定める手続によらなければ、その生命若しくは自由を奪はれ、又はその他の刑罰を科せられない。

言い換えれば、人は自らが命の主権者であって、人の中にはがん患者ももちろん含まれます。主権者というのは**「最終的なあり方を決定する力を持つ者」**と解釈するのが適切でしょう。

がん治療の場合を考えてください。医療者はがんと診断し、治療法を提案し、治療を施し、経過を観察し、治療の奏効を量ります。一方、患者は提案された治療を施され、その結果を受け入れます。これでは、患者の命は医者が握っていると思いませんか。多くの場合、最終的なあり方（生か死か）を決定する力を持っているのは医者という実態です。

それでは、がん患者が主権者になるためにはどうすればいいのでしょう。

患者が主権者となるには死を意識する

医師法を見ると第一章の総則で真っ先に次のような定めがあります（原文のまま）。

> 第一条　医師は、医療及び保健指導を掌ることによつて公衆衛生の向上及び増進に寄与し、もつて国民の健康な生活を確保するものとする。

この文で気になるのは「掌る」という言葉です。掌る（つかさどる）には、「役目を担当する」という意味と、「支配する、統率する」という意味の二つがあります。医者が単なる担当者であるならば、難しい試験を受けて医学部に入り、国家試験に合格し、研修医を経てやっと医者になるというプロセスは不要なはずです。戦後の医科専門学校のような機関を経れば担当者にはなれるからです。あるいは、先輩のやり方を見習ってもできることです。

いまの医者養成システムを見るかぎり、医者の役割は患者より優位な立場になっています。患者は医者に文字どおり「命を預けて」いるわけですから。

患者が医療で主導権を得るにはどうすればよいのでしょうか。それは前項で述べたように患者が自身のがんについて熟知することに他なりません。そのためには、自分の体内に宿っているがんについて調べ、医者たちの意見を参考にし、自らの信念を持って診察時に主治医と会話することです。

がんと書くと、病気を治すという方向に意識が向きがちですが、自らの信念を持つためには死についてのブレない認識がないと自らの命に主導権を持つことは難しいです。がん患者が自らを命の主権者ならしめるためには、**死をよく理解する**必要があるのです。

私ががんと診断されたときは当然のことながら死を意識しました。何とか助かりたいとも思いました。そこで、まずは通信制の大学院で人間科学を学ぶことにしたのです。通信制ならば仕事も続けられます。

いま思うと、そこでの専攻は私が死について深く考えるきっかけを与えてくれたのでしょう。特に以下の授業は私の死に対する造詣を深くしてくれました。

【社会哲学】

［討議内容］アリストテレスの『ニコマコス倫理学』の課題と主題を分析するとともに、トマス・アクィナスの自然法思想を要約して両者における「国家・社会概念」の共通性と差異性を明確化する。

【生命倫理学】

［討議内容］生命倫理成立の思想的、社会的背景を考察する。

【行動分析学】

［討議内容］現代の学校や病院における諸問題について行動分析学の立場から論ずる。

【宇宙人間科学】

［討議内容］宇宙飛行が飛行士に与えた精神・心理学的な影響を取り上げて医科学的な見地から飛行士を分類する。

【応用人工知能】

［討議内容］ゲーム理論の計算手法を使い簡単なシミュレーションを行って『囚人ジレンマゲーム』を説明し医療におけるＡＩの可能性について考察する。

以上はアカデミア（学術研究環境）での話ですが、友人、家族、親戚などの死はもっと身近なところにあります。私の父も91歳で去りましたが、先祖からのしきたりに沿って寺に戒名を書いてもらい、葬儀と納骨を済ませました。

でも私のときはそうしないことにしています。それは、死に対する見方や考え方が哲学的学習や父の死をきっかけに大きく変化したからに他なりません。

葬儀、戒名、墓に対する私の考えは次のとおりです。

葬儀：自分の葬儀は自分でできないわけですから、やる人が好きにやればいいし、やらなくてもいい。そもそも葬儀は死者の仕事ではなく遺族の仕事なので残った遺族が好きにすればいいのです。ただし、私が生きている間に自分の希望は家族に伝えておきます。

戒名：戒名は出家者が師から授かった戒律を守ることを師に誓って、師の弟子になったことを証するための名前です。私は出家者ではないので戒名は要りません。

墓：本来日本の墓の目的は死体を処理する場所でした。それがしだいに故人がいる場所という考えになった。だから墓参りに行って故人を拝むわけです。でも故人がそこにいるはずはない。故人がいるのはまだ生きている者の心の中だからです。

がん患者が死を意識する場面は、いま罹っているがんによって死に至るというシナリオです。でも考えてみてください。がん患者でなくてもすべての人は死にます。がん患者だけが死ぬわけではありません。ということは、死に至るまでの時間が問題になります。時間は長いほうがいいと考えるのが普通ですが、それは**時間の長さで計るより、時間の密度で計る**べきです。最期に至るまでにどれだけ楽しく充実した時を過ごしたかです。これはがんに罹るか罹らないかにかかわらず言えることです。

普段から常に死を意識していると、いま生きていることの奇跡と感動がこみあげてくるはずです。そうなれば、がん患者は自らが命の主権者となります。

生は死に至るプロセス

死の概念は宗教や文化、時代や地域などによって異なります。ただ明らかなことは、我々人は皆やがて死ぬということです。生誕が生の始まりであるならば、死が生の終わりです。ここで考えたいのは、我々は自分の誕生の瞬間を体験したという記憶はないし、生の終わりとしての死を体験することもないはずです。死んだという現象は本人が死んだ後でなければわからないからです。

つまり、**我々は自分が死ぬ瞬間を体験できない。**死は概念と言えるのです。

それでは、人々は死をどのように受け入れていくのでしょうか。キューブラー・ロス（1926〜2004年、米国の精神科医）の『死ぬ瞬間　死とその過程について』（中央公論新社）を以下に引用します。

第一段階：「否認と孤立」

私たちは死に瀕している患者二百人以上にインタビューをしたが、ほとんどの人は不治の病であることを知ったとき、はじめは「いや、私のことじゃない。そんなことがあるはずがない」と思ったという。だれにでも最初に訪れるのがこの否認である。（中略）

第二段階：「怒り」

第一段階の否認を維持することができなくなると、怒り・激情・妬み・憤慨といった感情がそれに取って代わる。（中略）

第三段階：「取り引き」

患者はまず第一段階では悲しい事実を直視することができず、第二段階では自分以外の人間や神に対して怒りをおぼえる。そしてその後、その「避けられない結果」を先に延ばすべくなんとか交渉しようとする段階に入っていく。（中略）

第四段階：「抑鬱」

もはや自分の病気を否定できなくなると、末期患者が楽観的な態度をとりつづけることはできない。無気力さや冷静さ、苦悩や怒りは、すぐに大きな喪失感に取って代わられる。（中略）

第五段階：「受容」

患者に十分な時間があり、これまで述べてきたいくつかの段階を通過するにあたって何らかの助力が得られれば、やがて患者は自分の「運命」に気が滅入ったり、憤りをおぼえることもなくなる。

多くの患者は五つの段階を通過して死に至ります。すなわち、以下のように。
死の運命の事実を拒否し否定する段階（第一段階）
⬇なぜ自分がという「死の根拠」を問いかける段階（第二段階）
⬇死は避けられないとわかってくるがなお何かの救いがないか模索する段階（第三段階）
⬇自分はやがて死ぬという事実が感情的にも理解され閉塞感が訪れる段階（第四段階）
⬇死は自然なことだという認識に達し心に平安が訪れ死を受容する段階（第五段階）

ただし、この「死の受容への過程」は私の場合とかなり異なっています。ちなみに私の段階を文章で書くとすれば次のようになります。

第一段階：「現実の容認」

がんと告知されたときに仕事をどうしようかと考え、プロジェクトの完工までは治療によってできるだけ延命しようとした。

第二段階：「余命への期待」

抗がん剤での治療が困難であることがわかった段階で、治療はしないで密度の濃い余生を過ごすこととした。

第三段階：「積極的な観察」

自身の中に宿るがんについて調べ、共存を目標にがんの状態を能動的に観察することとした。

第四段階：「がんとの共存」

16年間の経過観察結果からがんとの共存が可能であるという認識に至った。

第五段階：「将来への希望」

がんと共存して元気に生き延びたという実績から、これを続ければがんとともに天寿を全うできるのではないかという希望が生まれた。

私の例でもわかるように、キューブラー・ロスの段階分類は多くのがん患者にあてはまるわけではありません。

がん患者は自身の個性にふさわしい死へのプロセスを描けばいいのです。そうすることによって、今日の生がより輝くからです。

「残された時間」から明日を考える

▼がん患者でなくても余命から未来を描く

本項ではがん患者の「残された時間」について考えます。国立がん研究センターでは「年齢・全身状態別余命データ」を公表しています。がん患者でも身体の状態が良好な患者、普通の患者、悪い患者がいます。例えば、治療する前に70歳の男性患者で普通の健康状態の場合は余命15・9年と推測します。これが、健康状態が良い場合には21・1年、悪い場合には10・1年となっています。

つまり、70歳で健康状態が良いがん患者に対し、「治療して完治すれば約21・1年は生きられます。治療しなければあと何年ぐらいでこのような症状が出ることが考えられます」と、患者の判断材料として用いられます。あくまでも検討材料のひとつにすぎませんから、この情報だけで治療の判断はできません。

健康寿命は73・47歳。人生100年時代のまやかし

ここでは寿命と余命を考えます。寿命とは生涯で費やすことができる時間ですが、通常は平均寿命という言葉で表します。**平均寿命というのは0歳のときの平均余命**です。つまり、生まれたばかりの赤ちゃんがあと何年生きるかを表し、2021年の厚生労働省の発表では0歳の男の赤ちゃんは81・41歳が「平均寿命」だそうです。

ところが70歳男性の「平均余命」は15・96年となっています。どうして11・41年が平均余命にならないかおわかりですか。それは、これから70年を生きることと、既に70年を生きたこととの違いです。これから70年生きる間には事故や病気で命を落とすというリスクがあり、その70年間のリスクをかわして既に生きてきた人とでは余命は異なります。統計では70歳のほうが0歳の赤ちゃんよりも長く生きる計算になります。

（健康な0歳男児の平均余命）81・41年　（健康な70歳男性の平均余命）15・96年

以上は健康な人の場合ですが、がん患者ではどう変わるのでしょうか。国立がん研究セ

ンターが公表している5年生存率あるいは10年生存率を見ます。例えば5年生存率は、がんと診断された人が5年後に生きている割合のことで、がんでない健康な人を含めた日本人全体に占める割合に比べてどのくらい低いかを示しています。

70歳男性がん患者だと余命は次のようになっています。

身体状態が普通のがん患者が治療して完全に治れば、健康な70歳と同じ15・9年の余命があることになります。

(70歳で元気ながん患者の余命):21・1年
(70歳で身体状態が普通のがん患者の余命):15・9年
(70歳で持病などがあり身体状態が悪いがん患者の余命):10・1年

例えば、乳がんと診断された女性の5年後に生存している割合が92・3%というのは、100人の乳がん患者のうち92・3人が5年後も生きているということです。

(乳がん患者の5年生存率):92・3%

この数字は、がんと診断された場合に治療でどのくらいの生命が救えるかを示す指標のひとつです。がんと診断された人のうち5年後に生きている割合が、健康な人を含めた日本人全体で5年後に生存している人の割合に比べてどの程度低いかが示されています。100%に近いほど治療で生命を救えるがんで、0%に近いほど治療が難しいがんであることを意味します。なお、この数字は一般論で、がん患者個々の生存率はそのがんのタイプやステージなどによって異なります。

さて、ここで考える必要のあることは次の三つです。

①若年層のがん患者の場合　②がんの部位とタイプ　③健康寿命

①は、仮に20~30代でがんに罹患した場合、高齢者が罹った場合とは状況が異なります。高齢者の場合はがんで亡くなっても寿命で死んでも時間的には大きな差がありません。しかし、20~30代のがん患者では天寿を全うするまでの時間とがんによって訪れる死までの時間差が大きすぎます。したがって、若年層の場合にはとにかくがんを治すことに精力が集中されるべきです。

②は、発生したがんの部位によって生存率が大きく異なります。例えば、男性の前立腺

がんでは5年生存率は99・1％で、すい臓がんのそれは8・9％です。自身のがんの部位やタイプによって治療をするかどうかを含めた判断が必要となります。

③の健康寿命は、介護が必要になったり認知症で正しい判断ができなくなった状態の時間を、平均寿命から差し引いた期間です。ちなみに男性の健康寿命は72・14歳、女性が74・79歳です（男女平均73・47歳）。この健康寿命のあとは寝たきりになる人も少なくないのが現状です。つまり、**健康に生活できない期間が男性では9・27年、女性では12・66年**あることになります。

さて、このように見てくるとがんと診断されたときの次なる一歩が見えてきます。

✓ いまの年齢
✓ がんの部位とタイプ／ステージ
✓ これからやりたいこと

例えば、65歳の男性が前立腺がんと診断され、家のローンがあるので70歳までは働かなくてはならない場合に治療したほうがいいでしょうか。

先述のとおり前立腺がんの5年生存率は99・1％で、この患者の健康寿命が72・14歳なので、がんのステージ（進行度）が進んでいない状態ならば、治療はせずに積極的な経過観察（Active Surveillance）が最良の選択と言えるでしょう。そして、本人のやりたいことを健康寿命が尽きるまでやることがベストだと考えます。仕事であれ趣味であれ。

では30歳の女性がステージⅣ（末期）の乳がんと診断された場合はどうでしょう。ステージⅣになると5年生存率は30％から40％程度ですので、抗がん剤を使って治療しながら効果を確認し、必要に応じて次の治療に至るという経過になると思います。

人生100年時代と言いますが、皆が**100年間を健康で生きられることではない**ことを知ったうえで治療の選択をする必要があるということです。

余命の間に何をしたいのか

余命はがん患者だけに関わるものではなく、健康な人でも余命があることを前述しました。そして、がんと告げられたときにはいまの体力とがんの性質で大体の余命が決まることも述べました。

ところが、私が52歳でがんと診断されたときに余命は治療してもしなくても約10年だとあとで知りました。あれから既に16年が経過していますがまだ生きています。理由は、がんが大人しくしているからです。なぜ大人しくしているのでしょうか。それは私ががんを気遣って栄養も与え、攻撃的な治療をしていないからです。

とはいえ、がんだって患者を裏切ることがあるかもしれないので、頻繁に経過観察を行ってがんの様子を窺っています。もしがんが私を裏切れば、私も直ちにがんを攻撃できるように。次に、**余命から見える患者の未来**について考えてみましょう。

がんを発症した年齢によっては、健康な人に比べて余命が短くなる患者がいる一方で、治療してもその差がない患者もいるので、自身の余命を頭の片隅に入れながら残された未来を描くのがいいです。余命というと何となく悲愴感が漂いますが、決してそうではなく期待感のある未来なのです。私が描いた未来は次のようなものでした。

①政府開発援助で進行中のイラク通信プロジェクトをとにかく完工に導く。
②大学院に進学して生命と国際協力についての知識を深める。
③経験をもとに単行本を書いて次の世代に残す。

結果は以下のとおりです。

①２００4年に始まったプロジェクトは２０１７年の6月に完工させました。がんの発症から12年後の完工になります。

②大学院は修士課程と博士課程を履修しました。博士課程の履修を終えたのは２０１５年3月ですから、がんの確定からちょうど10年目でした。

③最初の出版は２０２０年の10月ですから、がんに罹ってから15年目です。

振り返ってみると、大学院以外は余命範囲の10年を超えていますが、**何かをやらなければならないという使命感**に余命を延ばす心理的効果があるのかもしれません。診断から16年が経ついまは、次のことをしながら無理のない範囲で日々を過ごしています。

✓ 大学病院内の研究室で前立腺がんの研究に参加して、アジアにおける患者の診断時背景因子と初期治療について調べている

✓ ボランティアで町内会の役員となり、夜回り、古紙回収、街の清掃、校庭の芝刈り、会計事務などを手伝っている

✓ 単行本や学会への投稿論文の執筆を続けている

残された時間から明日を考えるためにも、余命の限り続けるつもりです。

パターナリズム（父権主義）を超える

▼インフォームド・コンセントでも問題解決には不十分

「パターナリズム」という言葉をご存じでしょうか。これは、強い立場にある人が弱い立場にいる人の意志に反して、弱い立場の人の利益になるという理由のもとでその行動に介入したり干渉したりするという意味で、日本語では「父権主義」などと訳します。

医療現場をみると医者（専門家）と患者（素人）の間ではこのパターナリズムが起きやすい。というのも、医者が専門家である一方、患者は病気に無知であるがゆえに治療方法など正しい判断をすることはできません。

このような状況下で患者が如何に自己決定権を確保するかが課題になります。

解決策のひとつとして**「インフォームド・コンセント」**がありますが、それでは問題解決には不十分と私は考えています。患者が自身のがんについて熟知し、がんとの対話を通じて納得した日々を送ることではじめて解決に至るのです。

パターナリズム：患者の意志に関わりなく患者の利益のためという理由で患者に代わって意思決定をすること

インフォームド・コンセント：医者と患者との間で十分な情報が伝えられたうえで合意すること

「合意」と「同意」は違う

医者が患者の病気について説明してくれるのは、いまでは一般的になりました。私が子供のころは簡単な説明はあったものの、患者の「合意」をとることなく、医者の一方的な判断で治療を開始する光景をよく目にしたものです。

このインフォームド・コンセントという考え方は1997年に日本の医療法改正に伴って浸透したものです。患者が自らの自由意志に基づいて**医療者と治療方針についての「合意」であって、単なる「同意」ではない**点が重要です。したがって、患者も納得するまで質問をして説明を求めることが義務であり権利でもあります。

さらに言えば、このような双方の合意は、私のようにがんの治療はしないとして医者の提案を受け入れないこと（Informed refusal）も含まれます。**「先生に全部お任せします」**といった患者の態度は、インフォームド・コンセントの不適切な最たる例です。

以上がインフォームド・コンセントの考え方ですが、病院で次のような場面を想像してみてください。

医者「検査の結果、粘膜下層まで達しているT２タイプの胃がんです。下層まで浸潤している進行がんですから胃の切除手術が必要となります。切除する部分は胃の幽門側です。進行度が早いがんなのですぐに入院して治療することをお勧めします」

患者「手術をすれば治るんですか？」

医者「手術をしても再発する可能性がありますので、その場合には抗がん剤による化学療法を行います」

患者「退院すれば仕事ができるようになるでしょうか？」

医者「一度退院しても他の臓器への転移があった場合には、その治療のために再度入院する必要があります」

患者「わかりました。家に帰って家族とも相談して考えてみます」

医者「進行性のがんなので結論は早いほうがいいですよ」

ここまでは医者が病状を説明していますが、患者は治療についてなんの合意もしていないのでインフォームド・コンセントは成り立っていません。お気づきのように、このインフォームド・コンセントの難しさは患者にわかりやすく説明することにあります。

胃がんの知識など全くないこの患者はどのような判断をするのでしょうか。この情報のやり取りで患者が意思決定をすることは不可能です。次の情報が欠けていますから。

✓ 胃の切除手術をすると何日くらいの入院が必要となるか

✓ 治療はすべてが標準治療で健康保険が適用できるのか

✓ 手術に伴う後遺症や合併症や副作用はどのようなものか。あるいは術後の日常生活はどうなるのか

✓ 再発の可能性はどの程度あるのか

✓ 再発して化学療法を行う場合には何日ぐらいの治療期間が必要なのか

✓ 完治しないとしても寛解状態になることはあり得るのか
✓ 治療した場合としない場合とでは余命の差はどのぐらいあるのか

そして、仮に手術入院となれば次のような患者側の調整も必要となります。

✓ 職場と調整して患者が入院中の業務は誰が補填するのかを決める
✓ 入院中の自宅のことは誰がどのように行うのかを決めておく
✓ 家の荷物などを片付けて身辺整理を行い不用品は捨てておく
✓ 万が一のときを想定して遺言書など残された家族のことを考えた整理を行う
✓ 病院での生活に備え必要な日用品をバッグに入れて用意しておく

入院生活は家での日常生活とは全く変わってしまうので、精神的な準備も必要となるでしょう。また、運よく無事に退院できたときの社会復帰や日常生活がどのようになるかも想定しておく必要があります。そして、少しでも治療が円滑に行えるように、自身のがんのことをよく調べてから治療に臨むことが大切です。

患者も治療の義務を負う

病気の治療は医療者だけでできるものではありません。当然ながら患者の協力が必要です。ではどんな協力が必要となるのでしょうか。

✓ 自身のがんについてとことん調べたうえで治療について医療者と議論する
✓ がんをきっかけに生命についてよく知るため死に関する洞察を深めながら治療する
✓ 余命の期間で何ができるか又は何がしたいかを思い描き希望を医療者に伝える
✓ 医療者の献身的な対応に感謝しその気持ちを常に表しながら医療者に接する
✓ 最新の医療技術にも目を配り医療者の意見も聞いてみる

医療法や医師法には患者の義務を規定していませんが、法に規定があるから従うというものではなく、**患者が自発的に行動する**ことです。間違っても、患者は医療に対価を支払っているからという理由で「お客様」であることは許されません。

その対価の大部分は他の人たちからの支援で賄われているわけですから。

第3章

品格でがんを生き延びる10の方法論

DIGNITY OF
CANCER PATIENTS

〈方法1〉自分のがんの性質を知る

本章では自分の身体にいるがんを知ることから始めて、がんと共存しながら天寿を全うするための具体的な方法について述べてみます。

私は町会のボランティア活動で毎月1回の会合をもつのですが、その中に私と同じ病名の血液がんに罹った人がいます。治療に対する彼のアプローチは私とはまったく異なりますので、まずは彼に登場してもらい、がんを生き延びる参考にしてほしいと思います。

がん細胞にも個人差がある

彼は50歳代の技術系会社員で町会では青少年対策委員をしています。身体の広範囲にがん細胞が増殖するびまん性のリンパ腫に罹り、退院後に町会の活動へ復帰したときに私と初対面での友人になりました。月に1回町会で会うのですが、あるときから来なくなってしまい、3か月が過ぎたころに再会できました。聞くと、再発したので再入院していたとのこと。抗がん剤が効かなくなったために造血幹細胞移植で治療したそうです。

ここで簡単に血液がんの話をしましょう。

次のページの図は、**血液の細胞がしだいに自分の役目を果たすために成長する過程**を示しています。

血液は我々の骨の中にある骨髄でつくられ、成長して必要な細胞へと変化します。競泳の池江璃花子選手は白血病でしたので、図に示す骨髄系の細胞ががん化したものです。また、町会の友人はリンパ系の細胞ががん化したリンパ腫です。

このようにいくつもの種類があり、これにステージ(進行度)やがんの性質(悪性度)などが加わるので治療法はさまざまです。実際にどのような治療をするかは、患者の年齢や全身状態も考慮して決める必要がありますし、患者の家庭の事情や仕事との関連も出てきます。治療法ひとつとってもその選択は容易でないことがおわかりいただけると思います。

これは何も血液のがんに限ったことではなく、すべての部位のがんについて言えることです。そこで、自身のがんがどのようなものかを知るための手順を以下に示しておきます。

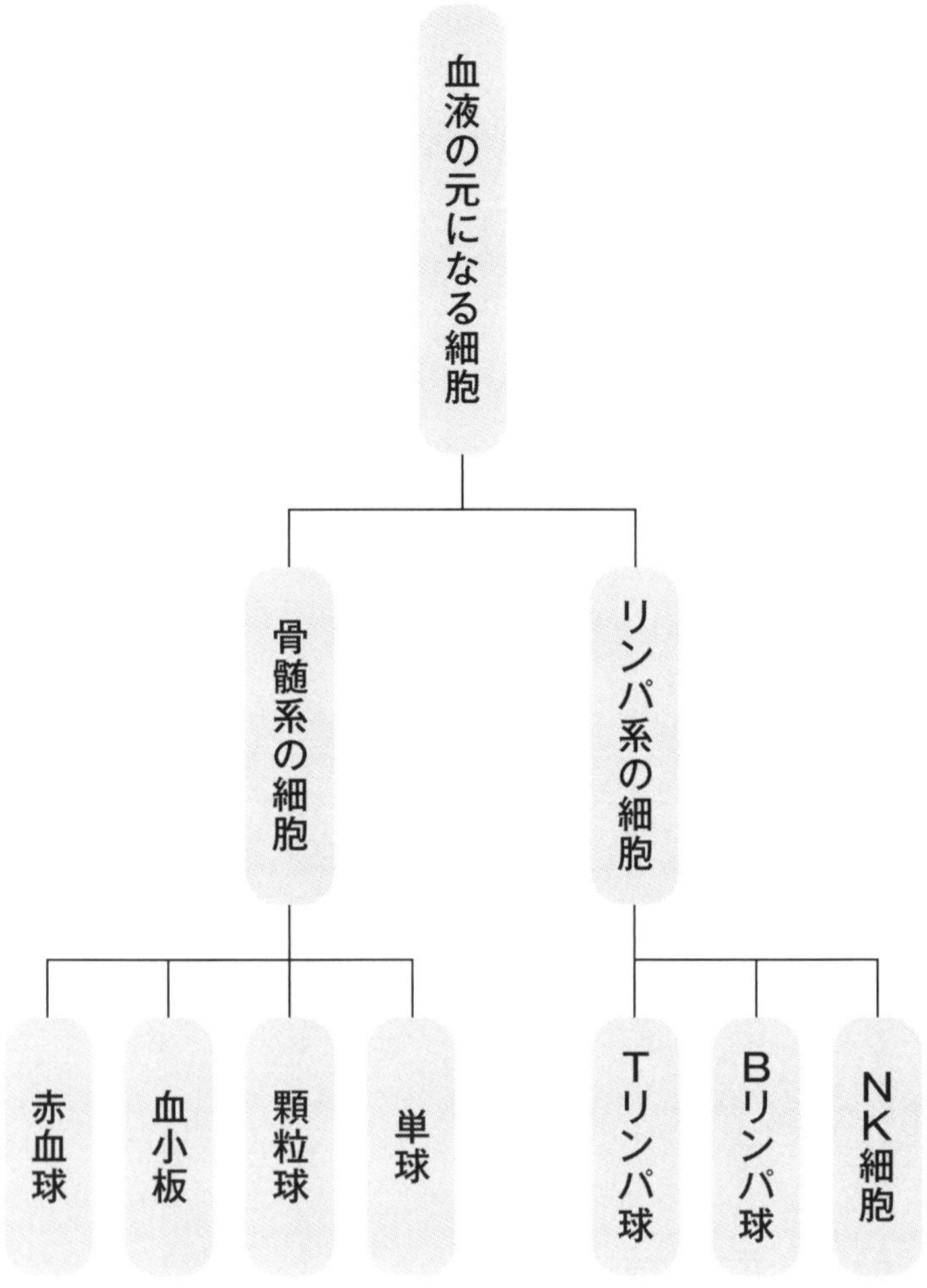
血液の元になる細胞
骨髄系の細胞
リンパ系の細胞
赤血球
血小板
顆粒球
単球
Tリンパ球
Bリンパ球
NK細胞

①がんの病名、ステージ（進行度）、性質（悪性度）を知る
②どのような治療法があり、その効果と副作用を知る
③再発の可能性はどの程度か、再発したらどのような治療をするかを知る
④治療した場合の余命と、しなかった場合の余命との差を知る
⑤自分のがんについて自身で調べる
⑥なぜ自分ががんに罹ったのかを考える
⑦治療に専念した場合に仕事と家庭に与える影響を考える

①〜④は医療者が調べてがん患者に検査結果と治療法を提案するので、ここまでは医療者から患者が教えてもらうことになります。そして、検査結果と提案された治療法をいったん家に持ち帰ります。

⑤は自分のがんについて患者自身で調べます。調べる方法は第1章でも書きましたが、国立がん研究センターの「がん情報サービス」（ganjoho.jp）がわかりやすいと思います。

わからないことは診察してもらった主治医を再診して質問するといいでしょう。さらに、かかりつけ医がいれば相談してください。これがセカンドオピニオンを求めるとなると

少々やっかいで、はじめに診てもらった主治医にそのことを伝え、紹介状を書いてもらったり検査データを借り受けたりすることが必要です。

健康なときからかかりつけ医や気安く話ができる専門医を複数持っているといざというときに役立ちます。

⑥は特に重要で、自分ががんに罹った理由を考えます。

がんは理由もなく突然罹る病気ではありません。罹る以上は運動、食事、心のストレスなどに起因する生活習慣や大気、水、薬物などの生活環境に原因があります。この原因をはっきりさせないまま、仮に治療が済んで退院したとしてもまたがんに罹るでしょう。がんの発生原因を潰していないからです。

⑦が仕事と家庭のことです。患者にはそれぞれ仕事での立場や家庭の事情というものがあります。仕事や家庭にどれだけ配慮するかが漠然としていると、治療法の選択はできません。例えば、治療に専念した場合に誰が自分の仕事を代行してくれるのか、家事の役割分担はどうするかなどです。

そして、①~⑦までがはっきりしてはじめて治療の選択ができるようになるのです。

がんを制するためには再発を制する

先ほどのリンパ腫に罹った町内の友人は、退院して町会へ復帰したとき私に言いました。

「がんも治ったので、あとはPET-CTを撮ってがん細胞が見えなくなれば酒も飲める！」

私も彼と一緒に飲むことを楽しみにしていましたが、しばらくして町会に顔を見せなくなり、2回目の復帰を果たして町会に戻ってきた彼が言っていたのです。

「医者は、今度は違う抗がん剤を使って治療すると言うのですよ。それなら初めからそれを使えばよかったのに……」

町会の彼はがんの再発について医者から十分な説明を受けていなかったのでしょう。がんの一般的な性質、特に**再発についてはよく知っておくべき**です。

「再発」というのは、いったんは治療が成功したかのようにみえても、手術で取り残した小さながん細胞が再び成長したり、抗がん剤や放射線で一度小さくなったがんが再び大きくなることを言います。同じ場所に発生するとも限らず、転移して前とは違う臓器に発生することもあります。

　こうなると、再発がんを根治することは困難で、あとは症状を和らげたり進行を遅らせたりという治療が行われます。

　このように、再発さえ食い止められればがんは治ったと言っていいと思います。そのためには、治療前と同じ生活習慣や生活環境を繰り返さないことです。

再発で何よりつらいのは心理的な落ち込みです。やっと治ったと思って喜んでいたのに、またかという再発ですから、「これでもう治らない」と考えてしまうとショックは初診のときより大きくなります。

　治療で治る見込みがないと判断すれば病院は緩和ケアを勧めます。つらい症状が出た場合の対症療法や療養の場として心のケアも含めた棲み処と考えればいいでしょう。

　私でしたら最期のときが来るまで家で好きなことをして過ごします。病院で死を待つよりもこの**夢と希望こそがいちばんの良薬**だと思うからです。

〈方法2〉納得のいく治療戦略を立てる

自身のがんの性質がわかれば次に治療戦略が立てられます。がんは、巧妙な手口で患者に攻め入ってくるので、患者も相手を熟知したうえで戦略的な治療が必要です。なお、この戦略は普遍的なものではなく、相手の出方が変われば戦略も変わります。

また、がんからの攻撃を待つまでもなく、患者側からの先制もあり得ます。さらに、がんと長く共存するためにはお互いに攻撃しあわないという選択肢もあります。

本項では、患者が納得できて後悔のない治療戦略の立て方について述べます。

治療後のヴィジョンを明確にしておく

治療する以上は、治療後に何をしたいという期待があります。がんが治ったら外で思い切りジョギングをするとか、旅に出かけて食や文化を楽しむとか。もし、この未来像がなかったらどうでしょうか。何のための治療なのでしょう。このような将来展望がない治療はその効果も薄くなると思います。**治療は人生の次なる期待**へとつながっているからです。漫然とした治療では患者も家族もつらいだけじゃないでしょうか。

とはいえ、そうでもない事例もあります。私の親戚が胃がん状態でもう何年も病院に入院しているのですが、本人も家族もそのままでいいと……。本人にしてみれば意識ははっきりしているので、家族が来れば意思疎通ができます。家族はとにかく生きてさえいてくれればという思いなのでしょう。それは否定することでもなく、当人たちの生き方なので何も言うことはありません。人それぞれの自由ですから。

ただし、胃がんが治るわけではありませんし、快方に向かうわけでもありません。そこに治療後のヴィジョンがあるとすれば、それは「安らかな最期」です。

がん患者が安らかな最期を迎えることはもちろん大事ですが、その過程はなお大切です。そのためにも**将来ヴィジョンのある治療**が必要なのです。

がん患者が納得のいく治療戦略は次のように立てます。がんのステージ（進行度）や性質（悪性度）などは既に調べ、検査してわかっているので、見分けなければならないのは患者自身の全身状態です。年齢に加え、体力の程度、持病の有無、循環呼吸器の疾患、肝臓や腎臓の働きなどによって治療の効果は全く異なるため、いまの健康状態を自己評価することが必要です。

患者自身の全身状態でがんとの闘いができるかどうかを以下に沿って判断します。

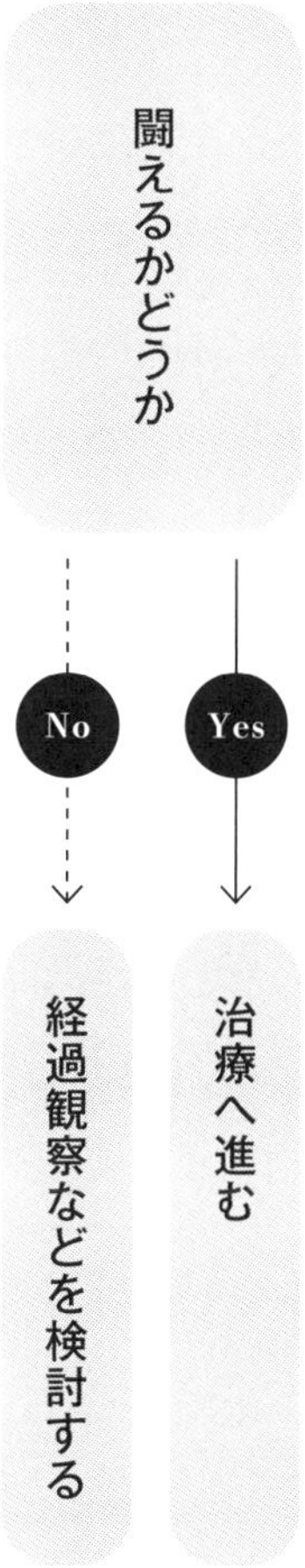

治療へと進む場合にはどんな治療をするのかが課題となります。

①手術によってがんを取り除く。
②抗がん剤でがんを縮小させる。
③放射線でがんを退縮させる。

④以上を組み合わせた集学的治療を施す。
⑤免疫本来の殺傷力を利用した免疫治療を行う。
⑥患者の遺伝子変異を調べて体質や病状に合わせた個別化治療を行う。
⑦がんで病んだ臓器を他者からの移植で正常な臓器と交換する。
⑧そのほかの代替治療を行うか代替療法と標準治療とを併用する。

どの治療を選ぶかは医者の助言が必要でしょうから相談してください。
なお、一人の主治医だけではなく、かかりつけ医や普段から気兼ねなく診てもらっている**複数の医師の意見も参考にする**ことが大事です。

では、がんと闘えないと判断した場合ですが、次のような覚悟が必要です。
⑨いまは闘えると思えないがしばらくしてから闘う。
⑩いまもこれからも闘えるとは思えないので治療はしないで過ごす。
⑪治療はしない代わりに好きなことをして余命を費やす。
⑫緩和ケアをしながら最期が来るのを待つ。

⑬定期的に経過観察を行ってがんの状態を探りながら次の治療作戦を練る。
⑭自分に最適な治療法を探すために自ら勉強してがんを研究する。
⑮とりあえず全身状態を改善しながら治療ができるような身体になるのを待つ。

⑨から⑮までは患者の判断だけでできますが、ヴィジョンがないと選択は難しいです。つまり、**治療してもしなくても今後のヴィジョンは必要**ということです。それでは、ヴィジョンはどうやって見つけますか？

ヴィジョンは見つけるものではなく、本人の体内から湧き出てくるものです。もとになっているのは**「自身がやりたいこと」**です。自分が何をしたいのかを知ることが満足のいく治療の基本になります。まずは、自分がいったい何をしたいのか、右記の①から⑮を選んでみてください。

医者自身も最適な治療ができるわけではない

私が大学院での履修を終え客員研究員として過ごした5年間、指導教授は泌尿器科の医者でした。ここではA先生と呼びますが、泌尿器科では著名で権威のある先生ですので、研究室には数々の賞状が額に入れてあり、患者から来た感謝の手紙が壁にはってありました。永六輔さんからの手紙もありました。

ある日そのA先生から呼ばれ、ご自身が胃がんであることを告げられました。手術をするとのことだったので、私は川崎大師に行って病気平癒の祈祷をしてもらった護摩札を差し上げました。

胃の全摘と肝臓の一部を切除したあとしばらく研究室にいらしたA先生は、お腹にできた手術の痕を私に見せてくれましたが、縦横に大きな傷が残っていました。

手術後A先生は再発しないように抗がん剤を使っていたようで、その副作用に悩んでいました。すると肺にもがんが見つかり、別の抗がん剤治療も試みていましたが、病状は一進一退で、だんだんとやつれていく姿に心を痛めたものです。

これら一連の治療が最適であったのか私にはわかりませんが、専門の医師であっても自身で選んだ治療が良かったのか、答えに迷うところです。このように、治療にはやってみないと結果の良し悪しはわからないという不確かさが伴います。

最良の治療というのは、後悔しない治療であり、満足を実感する治療のことなのです。

〈方法3〉仕事と治療の優先順位を考える

私が現役で技術コンサルタントをしていたころ、同僚たちの中にはがんに罹る人たちが何人かいました。職場を一時的に離れて治療に専念する人や、仕事を続けながらも治療に専心する人。治療に専念するかどうかは本人の自由なのですが、仕事は職場あるいは取引先との関係で成り立っているので、調整できるかどうかを見極める必要があります。

同僚たちを見ても、難しい判断を迫られての結論であったろうと思います。

治療か仕事か優先順位はつけられない

治療と仕事はがん患者にとってどちらか一方を選ぶというより、どちらに重きを置くかまたは両方を対等に扱うかという選択になります。

それぞれのメリットとデメリットを考えてみましょう。

【仕事に重きを置いた場合の利点と欠点】

（利点）

✓ 治療が終わった時点での職場復帰が円滑に行える安心感が持てる
✓ 業務のペースは落ちるものの自分の守備範囲は最低限続けられるので関係者に迷惑をかけないですむ
✓ 仕事をしている自分に誇りと社会への使命感を感じることで治療成績も向上する

（欠点）

✓ 治療がおざなりになって思うような治療効果が出てこない
✓ 仕事のスケジュールを優先するがあまり通院や入院の予定が狂ってしまう
✓ 仕事でつい無理をしてしまい身体への負担が増してしまう

右記は仕事に重きを置いた場合の利点と欠点ですが、重きの置き方は患者それぞれです。治療はほとんどせずに仕事一辺倒という人もいれば、最低限の治療はするが仕事に傾倒する人もいます。重きの置き方や割合は患者が今後**希望するライフスタイル**で決まります。

仕事に重きを置きたい場合は、いまの仕事を辞められないか好きでたまらないことが多いです。私も仕事が楽しかったので、それを中断してまで抗がん剤治療はしませんでした。

【治療に重きを置いた場合の利点と欠点】

（利点）

✓ 仕事をほとんど忘れて治療に専念できるので治療効果が上がり、また体調の急変にも即応できる

✓ 治療後は何をするという患者の期待が治療中に醸成できる

✓ 治療や今日の薬が何であるかなどの知識が蓄積でき、身体を見つめる時間がとれる

（欠点）

✓ 仕事の現況や最新の流れが把握できなくなり実質上の業務不在となる

✓ 治療の副作用や生活の変化から仕事への意欲が低減する

✓ 治療のために一時的にでも職場を去れば、治療後に復帰が困難になるか時間もかかり、治療前のような状態には簡単にもどれない

また、仕事を辞める、休職するなどのケースも考えられます。あるいは、仕事のペース

を落として続けながら早期の治療回復を目指すことも……。

いずれにせよ、治療の必要性や緊急性が高いケースで、患者も治療に重きを置きつつも早期の回復を期待して職場復帰後をイメージします。治療後は転職して新たな職場で心機一転を図ろうとする場合もあり、**がんを機に人生の仕切り直しがしやすいケース**です。

【仕事も治療も均等にした場合の利点と欠点】

（利点）

✓ 仕事も治療も両立させることでそれまでの生活を大きく変えずに過ごせる

✓ 治療が無事に終わればば仕事へのさらなる意欲も出てワークスタイルの充実が図れる

✓ がんを治療で克服したという自信が仕事へも好影響を与える

（欠点）

✓ 仕事にも治療にも専念することから両者への時間配分やバランス感覚が求められる

✓ 両方に専念するあまり多忙となってどちらも中途半端になる恐れがある

✓ 多忙になるため運動や食生活が不規則になってがん以外の病気を併発する懸念がある

この場合、がんの症状がそれほど重篤ではないことが想定されますが、がんの状態は急に変わることがあるので、悪性度が低いからといって安心は禁物です。症状が急変して重くなった場合には治療を最優先するという覚悟も必要です。

このように、仕事をとるか治療をとるかという一辺倒な対応はがん患者の場合にはお勧めできません。

がんの状態が急変したときに備えられるように、**仕事も治療も視野に入れた臨機応変の態度**が大切です。

肝心なのはいまとこれからの働き方

がんと診断されたときの患者の振る舞い方は次の順序となります。

自分が罹ったがんの性質を知る
⬇
自分でも納得のいく治療戦略を立てる
⬇
仕事と治療のバランスを考える

ここで肝心なことは、患者の「いまとこれからの働き方」です。

①いまの職場でこれからも長く自分のキャリアアップを図る。
②いまは腰かけ的に仕事をしているが、早々に転職して次の職場で自分を磨く。
③しばらくはいまの職場にいるが、現在の仕事とは無関係な資格を取るなどして専門を方向転換する。
④職場の人間関係が悪く仕事にも興味が持てないので、転職するか辞めるかを考える。
⑤いまは無職だが今後は仕事を持って収入を得る。

さてどうでしょう。①の人は治療をほどほどにして仕事を優先するでしょう。②と③に該当する人は仕事と治療のバランスをとって過ごそうとするでしょう。そして④と⑤の人は、仕事はさておき治療に専念すると思います。

このように、**治療の選択はいまの職場環境や生活と、思い描く今後の働き方**に左右されるのです。例えば、治療のため一時的にでもいまの職場を去った場合、それを補充する人材がいるかどうか、治療の選択は患者の一存で決められる話でもありません。

要するに治療の選択は「いまとこれからの働き方」をどう考えるか次第なのです。

〈方法4〉治療によって何を捨て何を得るのかを決める

がんを治療するとなると、今までの人生で捨てなければならないものがある一方で得るものもあります。仕事、家庭でのくつろぎ、海外旅行、国内の旅など、治療前にはごく当たり前にできたことも治療が始まると簡単にはできなくなります。

そうかと思えば、治療中に出会った同じ境遇にいる患者の皆さんや医療従事者たちの使命感に感動して、自分のこれからの方向性が変わるかもしれません。

がんの治療は人生で不要なものと本当に必要なものとを分けてくれます。不要なもの、それは自身からくる怒り、欲望、嫉妬、エゴ、社会に蔓延するハラスメント、格差、不平等、いじめ、不安。これらをがんの治療によって捨てることを決めましょう。

一方で必要なものは、自身の健康、他者への気遣い、アイデンティティー（自己）、信用、希望、セレンディピティー（幸運）などでしょう。これらは治療によって得たいものです。

本項では、がんという人生でも大きなエポック（画期的な出来事）を活用することで、がんを生き延びる知恵を提案します。

普段は無理でもがんに罹れば捨てられる

なぜがんに罹ると普段は捨てられないものが捨てられるのでしょうか。

それは、死というものが台頭してくるからです。怒りや欲望、嫉妬などは死に比較すれば小さなことだからです。とはいえ、がんに罹ればたちどころに不要なものがなくなるわけではありません。そこで必要なのが**「患者本人の謙虚さ」**です。

国立がんセンター（現・国立がん研究センター）元総長と何度か言葉を交わしたことがあります。ここではK先生と呼びますが、最初は本郷のキャンパスで、2度目はパリのUICC（国際対がん連合）集会で、3度目がマレーシアの世界がん学会で同席したときです。K先生は奥様ががんで先立たれ、ご自身もがんに罹ったのですが程度が軽くて完治しました。

本郷の講義のときにK先生がお話ししていたのですが、奥様をなくされたときのショックは大変なもので、その衝撃から心の回復ができず、武道や運動を始めたり四国の八十八カ所霊場を回ったりして凌いだそうです。また、2018年の半年間は「全国縦断がんサバイバー支援ウォーク」と銘打った緑色の幟《のぼり》を掲げて、日本全国約3500キロメートルのほとんどを徒歩で移動したそうです。「わたし終《じま》いの極意」と題したNHKのラジオ番組では、自分の骨は海に散骨して地上に残したものはがんの研究機関にすべて寄付すると話されていました。

また、K先生は、本郷での講義のときも両足に重りを巻きながら歩き、パリでもホテルでスクワットを毎日100回。健康に過ごすには運動することが大事であることを身をもって実践していました。

このK先生から学べることは、身内ががんになったり自身もがんに罹ったりすると、**「人は謙虚になる」**ということです。その理由は、がんという手ごわい相手を前にして我々はほとんどなすすべがないからです。だからがんは人を謙虚にします。

ここで、がんに罹ったときに捨てられるもののいくつかを示しておきます。

自身に由来するもの⬇怒り、欲望、不和、嫉妬、プライド、利己心など
家庭に原因があるもの⬇家族関係、住まい、育児、家事、子供の教育など
職場に因るもの⬇ハラスメント、人間関係、激務、序列、忖度など
社会からもたらされるもの⬇格差、学歴、不平等、いじめ、常識など
将来への不安からくるもの⬇老い、孤独、孤立、死への恐怖など

これらを捨てられる人生のリセット効果はがんに罹ったことによる恩恵です。がんに罹れば誰しもが今まで当たり前だった日常が大きく変わります。ですから、がんというチャンスを最大限使って不要と思うものを捨て去ることです。

がんに罹ったから得られるものもある

がんに罹って得られるものの話をヨルダンのDina Mired王女をたとえにして書きます。王女とは2回言葉を交わしました。1度目はパリのUICC集会で、2度目は中国天津の病院視察のときに。王女のご子息は1997年にがん（急性リンパ性白血病）を発症したのですが、当時のヨルダンには満足ながん治療施設がありませんでした。最初はイギリス

で、後に再発したためアメリカで骨髄移植を受けてご子息は生存することができました。

ご子息のがんを乗り越えた王女は**自らなすべきことが明確になった**と言います。「私は王室の一員として、がんサバイバーの母として、がん患者の親たちに対して責任ある立場なのだと痛感しました」と。そして、アンマンのヨルダン大学に隣接して、「フセイン国王がんセンター」を設立すべく尽力したのです。ヨルダンのがん患者がどれほど多くの恩恵を受けたことかは想像に余りあります。

これは王女という立場があればこそできることですが、がんに罹れば誰もが得られるものがあります。一例を以下に挙げておきます。なお、王女と話をして感じるのですが、「普通の女性」です。王室を感じさせる態度や言動などよりも、「困っているがん患者を救いたい」という切実な思いが全身にあふれていました。

【自身が描く待望の未来】がんの罹患によって、今まで漫然と過ごしてきた日常は大きく変化します。治療後はどのように過ごそうか、今までしてこなかった新しいことに挑戦しようとか。治療は、それ自体が希望を含んだ行為であると言えます。だからこそ、治療によって患者は未来を感じられるのです。

【家族への敬意】 普段家族を特段に意識することはあまりありません。いるのが当たり前だと思っているからです。でも、がんに罹ることで、家族のありがたみがわかってきます。例えば入院したとき、家族を思い出すことが多いですよね。病院のベッドで横たわっているときには、点滴をしながらも家族の顔が病室の天井に浮かんできます。

【社会への恩返しという欲求】 がんに罹ると、今まで社会から受けてきた恩恵を思い出すことがあります。医療者から献身的な治療を受けていることへの感謝の気持ちもしかりです。いまは当然のこととしてある日本の医療システムが、先人たちの不断の努力によって実現できた歴史を思えば、その恩返しという心は必然的に芽生えるはずです。

【各国に暮らす人たちへの貢献】 治療を受けたくても受けられないがん患者たちが、世界には大勢います。日本のがん患者が少しでもそのような人たちへ思いを馳せれば、気持ちは世界に通じるのです。例えば、「国境なき医師団」（Médecins Sans Frontiers）に寄付だってできます。がんでなくても、3000円で120人分のはしかワクチンが接種でき、5000円で150人の栄養失調の子供に治療食を提供できます。

以上はほんの一例で、自身ががんに罹ったがゆえに得られる気づきのいくつかにすぎません。自分の志向に応じて、得たいものを考えればいいのです。

〈方法5〉治療しないという選択肢もあることを知る

途上国で仕事をしていると、がん患者が治療したくてもできない場面に頻繁に出会います。経済的な理由であったり、国の医療システムが機能していないケースがほとんどです。それなのに、日本人で治療できるのに治療しないというのはどういう思いからなのでしょうか。本項では「治療しない選択肢」について考えます。

私も抗がん剤の治療はしていません。血液のがんでしたので化学療法しかできなかったのです。でも、それもしていません。

私の場合には二つの理由がありました。一つ目は、治療によっていまの仕事に支障を及ぼすという懸念。二つ目は、効くか効かないかわからない抗がん剤の治療をして、副作用でつらい思いをするのは避けたいという理由です。

治療しなければ自然の死がやがて訪れる

昨今の時代変化はあるものの、医学部では延命治療を学生に教えています。医者は延命措置をするのが普通ですし、患者の家族もそれを望みます。特に救急搬送されれば医者は延命の意思表示だと受け取り、懸命に患者の命を取り留めようとします。

それでも治療をためらうのは、**「自然死」の考え方が普及してきた**からです。自然死とは、加齢によって身体の機能が自然に衰えた結果、生命の維持が困難になる死のことで、尊厳死や安楽死とは異なります。

尊厳死は当人の尊厳を守ることを意識して行われる死であり、安楽死は苦痛から逃れようとするための死です。そこには死に至るまでに当人や家族の意思が介入します。それに対し、自然死は身体機能が低下することで生命維持が困難になった結果の死ですから、当人や家族の意思が入る余地はありません。これが、尊厳死や安楽死と自然死の違いです。

しかし、年齢を重ねれば病気やけがもするでしょうし、何の疾患もなくて自然に死んでゆくケースは稀といってもいいでしょう。ほとんどは、持病が悪化しそれが原因で亡くなるのが普通です。
がんで亡くなるのは自然死というより病死というほうが正確な言い方です。
がんの場合だと、**治療するかしないかの判断はステージ（進行度）と生存率**が参考になります。5年生存率は国立がん研究センターが毎年公表しており、次のページの表の数値は2021年時点で公表されているものです。この数値は医療技術の進歩や新薬の開発などによって毎年変わります。

【ステージ】

0期：がん細胞が臓器の表面の浅い部分に留まっていて転移もしていない早期の状態
Ⅰ期：がんがまだ小さめか浅めで転移はない状態
Ⅱ期：がんが小さめか浅めだがリンパ節に転移がある、あるいはがんがやや大きいか深いがリンパ節などへの転移はない状態
Ⅲ期：がんが大きいか深い場所にあってリンパ節などに転移している、あるいはがんが局所で進行しているかリンパ節転移がある程度広がっている状態
Ⅳ期：他の臓器にも転移している状態

がんの5年生存率

	肺がん	大腸がん	胃がん	乳がん
I期	81.2%	95.4%	94.6%	99.8%
II期	46.3%	88.1%	68.5%	95.9%
III期	22.3%	76.5%	45.1%	79.9%
IV期	5.1%	18.7%	9.0%	37.2%

例えば、ステージⅣの肺がん患者は、治療5年後に生存している確率は5・1%なので治療しない選択肢があるかもしれません。がんは他の臓器にも転移しているので、何もしなければ転移先の臓器不全が原因で痛みが出たり、近くの器官を圧迫して生体機能全体の維持が困難になることが予想されます。治療ではなく対症療法で過ごすことが一般的です。

ここで、「治療しない」という意味は何もしないのではなく、がんの症状への対症療法、すなわち緩和ケアのことです。

痛みや苦しみがあるのに放置することは誰のためにもならず、治療はしないが緩和ケアによって身体の苦痛を軽減することは選択肢のひとつです。

緩和ケアと似た言葉にホスピスがありますが、両者の目的は異なります。

緩和ケア：つらさをコントロールしてできる限り普段どおりに生活することが目的
ホスピス：最期まで患者や家族が希望するとおりに生活して生きることが目的

緩和ケアは治療しない選択肢のひとつ

がんに罹ると身体はもちろんのこと、次のような心の不安や仕事の問題、人生に対する絶望感などにさいなまれます。

身体の苦痛 ⬇ 痛い、苦しい、だるい、熱っぽい、食べられない
心の不安定 ⬇ 無気力、心配、不眠、食欲不振
社会との関係 ⬇ 社会的役割の終焉、栄光だった過去への回想
人生への悩み ⬇ これからの不安、希望の喪失、生きることへの否定感

緩和ケアは入院、通院、在宅など、患者の都合に合わせて受けることができます。多くの場合は保険適用なので経済的な負担は少なくて済み、緩和ケアは延命治療しない選択肢のひとつといえるでしょう。

5年生存率について書きましたが、5年後にはがんが再発してその治療でつらい思いを

している患者も含まれます。

つまり、**生存率は完治率ではない**という理解が重要です。治療によってがんが完全に治って5年後はハッピーライフという意味ではありません。生存率だけを見てしまうと治療すればハッピーライフという印象を抱きがちですが、そこには日本のがん治療がうまくいっているという宣伝的な一種のトリックがあるのです。

それでは、手術をすればがんの生存率は伸びるのでしょうか。それを立証した臨床試験はいまだありません。では抗がん剤はがんに効くのでしょうか。抗がん剤によってがんは一時的に小さくはなりますが、健康寿命は延びないと思います。

「治療しないという選択肢」について要約すれば、初期のがんでは手術という選択を否定するものではありませんが、**転移も進んで完治する見込みがない手術は、患者の寿命をかえって縮めてしまう**ことも多々あります。抗がん剤にしても、完治する見込みがない場合では適切な治療とは言えません。

ステージが進んでいる場合には緩和ケアという方法がありますので、それも含めて治療しないという選択肢を選んでみてはいかがでしょうか。

〈方法6〉夢と希望を最高の良薬にする

良薬は「よく効く薬」という意味です。では、がんの良薬はなんでしょう。

それは「夢と希望」です。

これがよく効くから不思議です。調剤薬局に行けば医師が書いた処方箋をもとに薬剤師は薬を処方してくれます。その処方箋に「夢と希望」と書いてあれば薬剤師はどんな薬を処方するのでしょうか。

がんと告知されれば誰しも絶望感に陥ります。「もう長くは生きられないのだ」というように。がんは紀元前からあった病ですから、当時のがん患者はどう対処してきたのでしょうか。呪《まじな》い師を家に呼んで悪魔祓いをしたのかもしれません。

私も、途上国で勤務していたときには、フェイス・ヒーラー（フィリピン）とか村の医者と称する診察所（スリランカ）で診てもらったことがありました。フェイス・ヒーラーは患者の身体に直接触れて、内臓のようなものを取り出し患部だと言うのです。村の医者は、どの患者にも同じ薬（赤ワインのような液体）を処方します。私は胃痛でもう一人は脂肪肝と医者（のような人）には告げたのですが、処方は一緒でした。

本項では薬以外の「くすり」について考えてみます。

がんは夢と希望が大嫌い

がん患者の多くが抱く希望は「もう少し生きる」ことです。進行がんや末期がんの患者はさらにこの傾向が強まります。では、ステージが進んだがん患者の「生きる希望」はどうすれば叶うのでしょう。それは、いま手に入る希望を見つけることです。

【まだ手に入らない希望】 画期的ながん治療法、どんながんにも効く新薬、がん臓器の交換、自分と同じクローン人間など

【いま手に入る希望】 自分の将来像、家族の存在、仲間との交流、仕事での奉仕、未来への情熱、社会への感謝など

いま手に入る希望を得るために必要なのが第1章で書いた**品格がもたらす心の余裕**です。

がんに罹ると、患者はどうしても最新の治療やもっと効く薬を望みます。でもよく考えてほしいのです。**いまの治療が受けられる幸せを。**治療さえ受けられないがん患者は世界に大勢いるのです。

いまの治療をしていて**「満たされながら生きる」**のと**「もっと効く治療を求めて生き延びる」**とでは同じ治療をしていても効果は異なります。それほど夢や希望は治療にとって重要なのです。

抗がん剤でたとえ生存期間が延びたとしても、医療の恩恵を享受しているとは言えません。がん患者には「いまの治療が受けられる幸せ」を味わいながら治療を享受してほしいのです。夢と希望が最高の良薬なのですから。

過去の人生が希望をつくる

いま手に入る希望に「自分の将来像」を入れましたが、自分が歩んできた**これまでの人生が将来へ向けての希望**になるからです。今までの人生には自分、家族、仲間、仕事、情熱、感謝などの経験があるはずです。それらの人生経験が希望につながっています。そのことに関連する名言を次に掲げますので味わってみてください。

アンネ・フランク（『アンネの日記』著者）⬇「希望があるところに人生もある。希望が新しい勇気をもたらし、再び強い気持ちにしてくれる」

マルティン・ルター（神学者）⬇「この世でなされる全てのことは、希望の力によるものだ」

ヘレン・ケラー（教育家、著作家）⬇「人生は胸おどるものです。そしてもっともワクワクするのは、人のために生きるときです」

我々はただ漫然と生きているわけではありません。誰しも懸命に生きて今日があるのです。過去はその人の勲章です。そして、勲章には多くの希望が詰まっています。

がん患者の希望を研究した報告書がいくつかありますが、多くのがん患者が抱く希望は「思いのままに生きる」、「家族とのつながりの中で生きる」、「他者とつながっていたい」などで、そこから見いだせる希望の本質は「自由で自立した自己」、「家族愛」、「社会的自己」、「生きざま」、「自己の存在」などです。

つまり、**今までの人生や他者とのつながりが希望をもたらす原動力**になっているのです。

〈方法7〉言葉の持つ治療パワーを使う

がんで入院している患者に対して「いまの治療じゃ効かないみたいだから他の病院へ行こうか」とか「どうせもう治らないのだから家で最期を待とう」と家族が言ったらどうでしょう。一方、「いまの治療が一段落したら家族みんなでバーベキューでもやろうよ」とか「退院したら近くまで一緒にハイキングに行きたいね」と言えば、治療効果は歴然です。

これが言葉の持つ治療パワーなのです。何も言葉だけではなく、音楽も文学もそこに流れる旋律や思想には同じく癒やしの効果があります。

要は、がん患者を患者として扱うのではなく、**「ひとりの人間」や「家族の一員」として接することが大切**なのです。それでは、がん患者に対して治療パワーがある言葉の例を以下に列挙しておきます。

共感の言葉➡「私にがんの経験はないけれど、あなたの気持ちは察することができるよ」
支援の言葉➡「私にできることなら何でも相談に乗るよ。つらいときは何でもいいから声をかけて」
寄り添いの言葉➡「いつも一緒にいるからね」
励ましの言葉➡「あなたならきっと大丈夫だよ」

ほめ言葉でドーパミンを出す

ドーパミン（dopamine）は人の中枢神経系に存在する伝達物質で、平たく言えば「やる気や幸福感を増す物質」で自分の脳内で生産することができます。ドーパミンの成分はタンパク質なので、がん患者は肉や魚をたくさん食べることをお勧めします。また、ほめることでドーパミンが生成されるので、がん患者にはほめ言葉をたくさんかけてください。

具体的にほめる➡「今日は三食食べたの！　すごいね」
直ぐにほめる➡「わー、歩いている！　もうすぐ退院だね」
容易な目標でほめる➡「病院の売店まで一人で行けたの！　私も後で行ってみる」
脳は常にほめられたがっています。がん患者にはほめてくれる人が必要です。

〈方法8〉標準治療以外の代替療法にも目を向ける

政府が認めている標準治療は、**手術、抗がん剤、放射線**が主です。さらに治療の範囲を広げて免疫治療、温熱治療、光治療、ゲノム治療、ビタミン治療などもあります。ただし、標準治療とこれらを一緒に使うことはできません。混合診療の制限があるからです。

混合診療というのは、保険で認められている治療と保険で認められていない治療法を組み合わせることを言います。この制限はある意味で理にかなっているといえるでしょう。もし、両方の治療を同時に認めてしまうとどうなるか。いまの自由診療をみればわかるように、科学的根拠の少ない医療の実施を広めてしまう恐れがあります。厚生労働省の基本的な考え方は次のようになっています。

・混合診療を認めると、本来は保険診療により一定の自己負担額において必要な医療が提供されるにもかかわらず、患者に対して保険外の負担を求めることが一般化する ➡ **患者**

の負担が不当に拡大する恐れがある

・混合診療を認めると、安全性や有効性等が確認されていない医療が保険診療と併せて実施されてしまう ⬇ **科学的根拠のない特殊な医療の実施を助長する恐れがある**

ただし、自由診療がすべて科学的な根拠がないわけではありません。本項では、この代替治療について考えてみます。

水でも医者が処方すれば薬になる

私もこの代替治療を受けたことがあります。自由診療ですから1クール（コース、サイクル）で300万円程度かかりました。治療の内容は、サイトカイン誘導とアポトーシス誘導の内服、それにペプチド誘導の点滴です。これらを6か月（1クール）かけて行うのですが、その目的は以下のとおりです。

サイトカイン誘導 ⬇ リンパ球刺激作用により抗がん性サイトカインの生産向上を図る

アポトーシス誘導 ⬇ 細胞の自然死を誘導することによって免疫学的にがん排除を図る

ペプチド誘導 ⬇ がん細胞表面に存在する抗原の複合体表出を促進してがん排除を図る

治療の開始前と中間と終了後にはがん抗原に関するかなり細かい検査が行われるので、どの程度効いたのかは数値上でわかります。治療開始前に行った私の検査結果では21項目中で以下の3項目が高値でした。

CA72-4（結腸直腸がん、卵巣がん、胃がん、乳がん、膵臓がんなどの腫瘍マーカー）

NSE（神経組織や神経内分泌細胞に存在する酵素の一つで肺がんなどの腫瘍マーカー）

a1AG（感染症、悪性腫瘍、自己免疫疾患、組織壊死などの炎症性疾患で増加する）

治療後にはこれらの数値は正常な値になりましたが、血液がんが治ったわけではありません。何となく安心できたという程度のものです。それと、高額な治療費も気になるところではありますが……。

要は、がんが治るか治らないかは医療というよりも患者の問題で、**がん患者が治ったと思えば治療は成功した**と言えます。患者が医者に負担をかけ過ぎて、自分の病気が治らないのは病院が悪いとか医者が悪いとか言うことに無理があるのです。そもそも、**自分が発症した病気なのですから自分も責任をもって治す**べきです。医療に過剰な負担をかける時代は既に終わっていると思います。がん治療には患者の品格が必要です。

医学的な治療ではよく**「奏効率」**という言葉が用いられますが、奏効率とは、あるがんの治療法や治療薬を患者に用いた際に、その治療を施した後にがん細胞が縮小もしくは消滅した患者の割合を示します。奏効率20％以上の場合にその治療や薬の効果があるとされています。

でも、よく考えてください。残りの80％には効かないわけです。もちろん奏効率が高くなれば良い薬となりますが、例えば自由診療のビタミンC（VC）はどうでしょう。

私は50グラムのVC点滴を何度かしたことがあります。50グラムを点滴すると血中のVC濃度は4000μグラム／mL程度になるので、健常者の基準値で比較すると200倍から700倍になります。

この4000という値はがん細胞を殺傷するのに必要な数字と言われているので、理論上ではVCががんに効くとなるわけです。

VCは血管内でカタラーゼという酵素によって水と酸素になり、血管の外に出ると過酸化水素になります。そして、過酸化水素は正常細胞ではカタラーゼによって中和されますが、がん細胞にはその酵素がないので中和されません。したがって、VCはがん細胞だけを殺傷するというのが科学的根拠です。

以上は理論の話ですが、私がVCによって得られた知見は、VCの点滴で少なくとも自身の血液がんが退縮して腫瘍マーカーの値も標準値に戻ったという事実だけなのです。つまり、医療は患者自身が考える結果ということになります。例えば、スーパーに行って買い物をしたとしますね。その商品が不良品であればお店は代金を返却してくれます。家電量販店でもそうです。でも、医療は違うのです。治療のために手術をして、患者が亡くなろうが医療費の返却はありません。それほど、**医療は不確実な行為**なのです。

患者はその不確実性を十分に承知のうえで病院へ行く必要があります。医者が処方すれば、水も薬になるのですから。

結局、効くのか効かないのか

それでは、国が認めている標準治療だけでがんは治るのでしょうか。手術、抗がん剤、放射線だけでがんが治るとは思えません。それは、国立がんセンター（現・国立がん研究センター）歴代の総長でもがんに罹り、がんで亡くなった医者がいることからもわかります。結局、がんの治療が効いたかどうかは患者が決めることなのです。

では、どのような代替治療があるのでしょうか。以下はその一部です。

免疫治療⬇発生したがん細胞を免疫本来の力で排除してがん細胞を攻撃する治療

温熱治療⬇がん組織への薬剤取り込みを増やして39℃～41℃程度に発熱させることで、がん組織へ抗がん剤等の取り込みが数倍多くなり薬剤効果を一段と高める治療

がん光免疫療法⬇切除不能な局所進行又は局所再発の頭頸部がんに対する点滴とレーザー照射を行う治療

ゲノム治療⬇がん組織を用いて多数の遺伝子まで同時に調べ、遺伝子変異を明らかにすることにより患者個人の病状に合わせて行う治療

ビタミン治療⬇高濃度のビタミンCを点滴するとがん細胞は栄養となる糖を細胞内に取り込み、過酸化水素が発生することでがん細胞を破壊する

このように見てみると、標準治療以外でもがん治療の可能性がある療法もありそうです。標準治療にこれらの代替治療を加えた統合治療も効くと思います。

〈方法9〉ストレスフリーの状態を保つ

男性のがんの53・3％、女性のがんの27・8％は生活習慣や感染が要因と考えられています。そのうち、最も大きな原因は喫煙（男性約29・7％、女性約5・0％）と感染（男性約22・8％、女性約17・5％）で、その他のものは比較的小さいと報告されています（国立がん研究センター調べ）。

でも、我々が日々感じているストレスはどうでしょうか。職場や学校でのストレス、あるいは家庭や社会から受けるストレス。これらのストレスが我々の生体に悪い影響を及ぼさないはずがない。本項ではストレスフリー状態でがんを遠ざけることを考えます。

周囲はストレスフルな状況に満ちている

ストレスを感じるのはどういう場合ですか。仕事ひとつだけでも多分次のような場面が思い浮かびます。

①仕事の内容と自分の能力が合っていない
②同僚のほうが高い偏差値の有名大学を出ている
③仕事量と質の割には給料が少ない
④残業も多いし激務で体を壊してしまいそう
⑤職場の人間関係が煩わしく、上司にも人間的な魅力を感じない

職場の他にも、家庭内のいざこざ、学校でのいじめ、社会で起こる不公正などがあります。コロナ禍ではそれらのストレスも尚更ではないでしょうか。家庭は本来、職場や学校で被ったストレスを軽減したり癒やしたりするくつろぎの場所なのに、家の中でのテンション（緊張）が高まっています。学校でのいじめや不登校も理由はストレスです。さらに、政府への不満も国民のストレスとして社会に充満しています。

それは何も日本だけの話ではなく他の国々でも同様で、各国のストレスは地球全体に拡散されているのがいまという時代です。

それでは、どうすれば良いのか。それは、**他人と自分、他国と自国を比較しない**ことです。比較することでストレスが助長されるからです。例えば、先の①~⑤について、本人は次のように無意識に比較しています。

①仕事と自分の能力を比較している
②同僚の大学と自分の大学を比較している
③仕事内容と自分の給料を比較している
④勤務時間と自分の健康を比較している
⑤人間関係と自分の魅力を比較している

家庭でも近所と自分の家族を比較し、学校では生徒を成績で比較し、国民は国のリーダーたちを政策で比較します。オリンピック選手は得点とタイムで比較されます。

つまり、我々は生まれてから死ぬまで、いや、**生まれる前から死んだあとまで比較される社会**で暮らしていることになります。生まれてくる子はどの病院で産もうか、学校はどこに入れようか、死んだあとはどの墓に入ろうかなどとさまざまな比較をしながら……。

この比較こそが実は多くのストレスをもたらしているのです。

でも、そんな社会はまもなく終焉を迎えると思います。**いまの社会システムが誰も幸福にしない**ということを多くの人々が気づき始めたからです。

戦後の日本がたどってきた経済成長モデルは、人口が減少しているいまの少子高齢化社会では成り立ちません。

その現実は、国にとって不都合ですが、個人には恩恵をもたらします。他者との比較によって自らをストレスフルな状況に置かなければならないという時間が大幅に減って、こころ穏やかに過ごせるようになるからです。

経済を優先しない社会は、仕事をするために生活がある社会とは全く異なった社会です。

ここで、留意すべきなのは、**「ストレスフリー」**というのは完全にストレスがゼロの状態ではないことです。

人々はストレスとリラックスとを適度に繰り返しながら生きています。何も人間だけではなく、自然界の動物もそうです。人間も動物ですから緊張と緩和のバランスをとって生きている生物です。

全くストレスがないと却って不健康になる

ストレスとがん罹患の関連性は、国立がん研究センターの多目的コホート研究（自覚的ストレスとがん罹患との関連について）に載っています。

その要点は以下のとおりです。

✓ 長期的にはストレスレベルが高ければ、全がん罹患リスクも高くなる傾向がある
✓ 女性よりも男性にこの傾向が強くみられる
✓ その理由としては研究対象で高いストレスを受けていたのは主に男性であったこと
✓ また女性よりも男性のほうがストレスに対する生理的影響が大きい可能性があること
✓ 喫煙や飲酒などがんのリスク要因となる生活習慣をもつ傾向が男性に強くあること

なぜストレスが原因でがんを発症するのか正確にはまだわかっていません。例えばがんに罹っても元気だった人が、身内を亡くしたとたんにがんが再発して死亡するとか、再発がんで助からないと思われた患者が長く元気でいる例を我々は見聞きしています。

がんに罹っても長く生きている人は、次のような共通点があることに気がつきます。

✓ 性格が明るくて陽気である
✓ 日々の生きがいや将来への目標がある
✓ 考え方が建設的で前向きである
✓ 上手にストレスを解消している

最後の「ストレス解消」ですが、ストレスを解消できることとは、**ストレスを自分でコントロールできる**ということです。

次のような方法が考えられます。

✓ タバコは禁煙してアルコールは節酒する
✓ 散歩や運動で身体をリフレッシュする
✓ 風呂に入り身体を清める
✓ 深呼吸で心と身体を和らげる
✓ 感謝の気持ちを持ち、人には「ありがとう」と言葉に出す
✓ 規則正しい生活を送り栄養のあるものを食べる
✓ ボランティアで社会奉仕活動をする

他にも、本人の志向に沿ったストレス解消法がいくつもあると思います。これらは固定的なものではなく、個人の特性によって本人が自由に決めるものです。

ストレスとがん罹患に関連があると考えられる機序を、免疫と酸化の点から示してみましょう。

①許容以上のストレス➡免疫力の低下➡がん細胞の発生➡がんを発症
②許容以上のストレス➡活性酸素の増加➡遺伝子の損傷➡発がんを促進

①は、ストレスが身体の免疫力を低下させて遺伝子異常の細胞を多く生産しますが、機能が低下した免疫システムだけでは異常細胞を取り除けずに、がん細胞が発生してがんを発症することになります。②は、ストレスによって体内の活性酸素が増加し、遺伝子を損傷させて発がんへと至ります。

なお、人は無意識のうちにもストレスコントロールを行って、がんの罹患や発生を防いでいると思われます。

〈方法10〉経過観察をうまく使ってがんと共存する

「経過観察」とは現時点で積極的な治療をしないが、がんの状態に変化がある場合に備えて定期的に診察することを言います。つまり、がんを「時間経過」という別のスケールで検査することが経過観察の意味です。

この経過観察を前立腺がんなどの分野では英語で**WW（watchful waiting）**または**AS（active surveillance）**と呼んでさらに区別しています。WWに対してASのほうがより積極的な観察という意味が強いことから、ASはがん変化の予兆や症状の悪化が予見されるようなときに、事前に何らかの手立てを打っておくというニュアンスが含まれます。これに対して、WWは実際に変化や症状が出てから治療を開始することになります。

がんにとってWWとASは意味が違う

ＷＷとＡＳを国同士の外交に例えてみます。アメリカと中国。双方は対立していますが、時々お互い牽制し合うものの相手を攻撃することはありません。これがＷＷの状態で、相手の様子を見ています。

これに対し、どちらか一方が相手国を攻撃しようとする兆候が出たと仮定します。攻撃されれば相手は報復するでしょうから、最後は行き着くところまで行くか、途中で勝負がつくかです。この状態がＡＳで、治療を開始するときです。

ＷＷ：がんがより悪性化する兆候 ➡ 経過観察を継続 ➡ 患者に症状発生 ➡ 治療を開始

ＡＳ：がんがより悪性化する兆候 ➡ 治療を開始 ➡ 治療を継続

この二つの違いは、ＷＷのほうは症状が発生した段階で治療を開始しています。患者に開戦を仕掛けてきたのはがん細胞で、患者からはがんを攻撃していません。一方のＡＳは悪性化する兆候を察知した時点でがんを攻撃するので、患者からの先制攻撃になります。

ＡＳで先制攻撃に使われる武器は、抗がん剤などの治療薬や放射線などによる療法です。これに対してがんが報復攻撃で使う武器は、薬剤耐性の獲得などによる増殖やさらなる転移です。以下は、がんが変化したときの違いを比較しています。

①**WW**⬇**がんから先に**患者に対して開戦を仕掛ける（がんの悪性度や病期のわずかな変化によって開戦を仕掛けたかどうかがわかる）⬇がんが発症しないように予備的な治療を施す（がんを殲滅させない）⬇がんの状態を経過観察する⬇以下これを繰り返す

②**AS**⬇**患者から先に**がんに対して専制的な攻撃（抗がん剤などによる治療）をする⬇がんは一時的に縮小する⬇がんからの報復が予想される⬇再発の場合は治療方法を変えてさらにがんを攻撃する⬇以下これを繰り返す

①と②いずれの場合でも最悪のケースは共倒れです。がんも倒れて患者も亡くなるという場合です。ただし、①にはがんと共存できる可能性が②よりも高いことがわかります。なぜならば、①のほうががんと話し合える余地が大きいからです。

というのも、①の開戦は攻撃ほど強いものではなく、がんも患者の中でしだいに勢力をのばしているサインであると考えるべきだからです。したがって、患者からの攻撃はひとまず収めて、がんが何を望んでいるのかを話し合ってみる時間が持てます。

ここで、私の場合（低悪性度の血液がん）と町内の友人（中悪性度の血液がん）を比較してみましょう。

私：初めからWWで経過観察（主治医は抗がん剤治療を提案したが）➡腫瘍マーカー上昇時にはビタミン点滴などで予備的治療➡16年後の現在もWWで経過観察中

友人：抗がん剤治療後にASで経過観察➡再発のため造血幹細胞移植による2回目の治療➡最初の治療から3年後のいまもASで経過観察中

友人の場合、がん治療とはがんを身体から完全に排除することです。PET-CTの結果がわかって、あと少しで自分のがんは消失すると、治療の効果を喜んでいました。

私のスタンスは彼と異なり、**がんが体内にあっても共存が可能である限り問題ない**とするものです。いつも私の体内に同居しているので、がんが考えていることぐらいはわかります。その考えを宿主がいたずらに変更しようとすればがんだって抵抗します。

がんとの対話がなければ共存もない

国家間の外交もそうですが、対話もなくお互いの主張を通そうとすれば戦争以外にはありません。それではがんの主張とは？　おそらく、宿主である患者の身体全体にその支配力を広げたいのだと思います。それは支配本能に因るものです。

国家間外交もそうです。ある列強が自国の領土を広げようとしたり、ある地域の領有権を主張して勢力を一方的に拡張します。仮に、地球全体がその列強の支配下になった場合、列強も滅んでしまいます。それを生かす国際社会システムが成り立たないからです。

人とがんの関係も同じで、列強のようにがんが患者の体内で勢力を拡張していっても最後は死滅するしかなくなります。がん細胞を維持する体内管理システムが機能しなくなるためです。国家間でも細胞間でも、相互の協力がなければ生存することは不可能です。

なお、がんとの対話といってもそれは状況によります。敵（がん）が自国（患者）まで既に深く攻め入っている状態では、防衛（治療）しかないので話し合いは困難です。がん患者の多くはこの状態で病院を訪れますので、がんとの共存を考えるのは治療後の経過観察からになります。

がんとの共存は、がんとの対話から始まります。対話のほうが攻撃よりも協調的であり、**「品格」でがんを生き延びるひとつの方法**と考えていいのです。

第4章

生き延びた後に必ずやるべきこと

DIGNITY OF CANCER PATIENTS

がんに罹って得られた品格を保ち続ける

第4章では、がん患者が身につけた品格をどのようにして保ち続け、がんからの帰還者として社会へ還元すべき役割と、再び患者にならないための心構えについて述べます。

「なりたい自分」はがんからの贈り物

前章で、がんに罹れば得られるものの一例を挙げました。「自身が描く待望の未来」や「家族への敬意」などです。それらが得られる理由は、がんの治療自体が将来への希望を含んだ行為であり、がんの罹患によって今までの人生がいったんリセット（仕切り直し）されることによる気づきのためです。したがって、がんに罹った後には本当の「なりたい自分」が見えてくるものです。これこそが、がんからの贈り物と言えます。

それでは、「なりたい自分」が見えたあとはどうしますか。それは、なりたい自分になるために行動することです。どのように？　次の流れに沿って進んでみてください。

①「なりたい自分」が見えた
⬇
②今までの自分と「なりたい自分」の違いを知る
⬇
③違いを埋めるための方策を考える
⬇
④いつまでに何をするか段階的な目標を立てる
⬇
⑤目標達成を阻害する要因を潰していく
⬇
⑥「なりたい自分」に近づく

①は、がんからの贈り物によって、罹患前まで気づいていなかったことがわかって**「うその自分」**と**「なりたい自分」**がはっきりした段階です。

②は、**「今までの自分」**とこれから**「なりたい自分」**で何が違うのかを抽出することです。例えば、大手商社マンががんに罹り休職して治療に専念した場合を想定します。彼らは一見して幸せのように見えます。一流（と呼ばれる）企業に入社できたのですから。

しかし、彼らが望むライフスタイルと現実には大きなギャップがあります。まずは、社員として企業文化に染まる必要があります。そして、目標は出世しかありません。そんな環境で、人は人生を謳歌できるのでしょうか。病気をすれば出世街道から外れてしまうのが一般的です。がんがきっかけで、会社を辞めて農業を始めたり、小型船舶操縦士免許を取って漁師になるという人も出てくるでしょう。本人がそこまでのイメージをつかめれば、「今までの自分」と本当に「なりたい自分」の違いがわかってきます。

③は「なりたい自分」になるための方策です。商社を辞めるとなると家族からは反対され、周囲からも奇異な目で見られます。家族が反対しなければ、その配偶者との結婚は成功と言えるでしょう。素敵なパートナーに恵まれたのですから。よく考えてほしいのは、**人は仕事のために生活しているのではなく、日々の生活があって、それを支えるために好きな仕事があるということです。**

④は目標の設定です。別に難しい話ではありません。方策をいつまでに行って完了するかの話です。先の商社マンが漁師に転身しようとすれば船の操縦士免許や釣りのノウハウが要りますので、いつまでにそれを実行するといった現実的なことです。免許を取得しても直ちに漁師になれるわけではないので、他にも準備が時間軸で必要になります。

⑤は、自分の心の声を実現しようとしているのに、目標達成を阻むものです。「会社を

辞めたら生活はどうしよう」「家のローンが払いきれない」など無言のつぶやきです。でも、何とでもなるものです。がんという「死に至る病」を経験してきたのですから。

⑥になれば、待望の未来はすぐそこです。がんによってもたらされた恩恵を味わうときが来ます。

がんは「人生の寄り道」

「なぜ、自分ががんに罹ったのか」という問いは愚問です。いまは2人に1人ががんに罹っています。決して「自分が」ではありません。むしろ、がんに罹って幸いだと思うべきです。人生の寄り道ができたわけですから。

いまの時代、人々は不寛容で無理解になりつつあります。でも、がんはそのような人々を寛容な理解者へと導いてくれます。がんは、我々のよき理解者なのに、我々のほうががんを敵視しているのです。

がんに罹ったおかげで、既に敷かれた人生のレールから途中下車することができたわけです。人生のレールとは、幼児教育→学校生活→社会人活動→定年後という流れです。この流れの中で何事もなければ、気づきもありません。それが順風満帆な人生だと思って生涯を終える人もいます。しかし、そのような生き方が幸福なのでしょうか。

私は、そう思いません。飯だけ食えればいいというものでもありません。**人生には、どうしても寄り道が必要**だと思うのです。

では、がんに罹って入院した場合、日々の生活はどう変わるのでしょうか。外来だけで治療することもできますが、数週間の通院が必要となるので患者にとって容易ではありません。入院となると食事も変わります。今まで食べていたものと違い、時間も朝昼晩と正確で、量も計算されて出てきます。

看護師も毎日変わり、点滴や投薬も病院の管理下になります。患者は寝ていればいいのですが、医療者はミスがあってはいけないので細心の注意をしながら看護にあたります。

その状況を考えれば、普通の患者は謙虚になります。ただ、わがままを言う患者もいるので、医療者は手を焼きます。「食事がまずい」「のどが渇いた」「アイスクリームが食べたい」「なぜこんな治療をするのか」「となりの患者のいびきがうるさい」など。夜中に家に帰りたいとさんざんわめき散らす患者もいます。「院長を呼べ」などは日常茶飯事です。

もし私が主治医だったらこう答えるでしょう。

・「食事がまずい」➡食堂があるのでそちらでお召し上がりください
・「のどが渇いた」➡お水でも飲んでください
・「アイスクリームが食べたい」➡売店でお買いください
・「なぜこんな治療をするのか」➡あなたが病気になったからです
・「となりの患者のいびきがうるさい」➡耳栓をお持ちしましょう
・「院長を呼べ」➡夜中なのであいにく不在です

このような**わがまま患者に必要なのが「品格」**です。

第1章で、品格ある人は駆け込み乗車をしない、と書きました。心のゆとりと時間の余裕があるからです。不寛容な時代では患者の不満も当然のことながら病院に持ち込まれてきます。こんな時代だからこそ、患者の品格が問われるのです。がんに罹って得た品格をずっと保ち続ければ、病気も決して悪いことばかりではないはずです。

がんは「人生の寄り道」だと考えられるからです。

品格を日常で当たり前のように使う

がんに罹って得られた品格は、日常生活ができるようになった段階で普通に使うといいです。もう、駆け込み乗車はしない自分を見つけたのですから。ではその品格を何に使いますか？

例えば次のように。

✓ 何が起きても臨機応変に対応する
✓ 感情をコントロールする
✓ 周囲の人や近隣を気遣う
✓ 聞かれれば自分の考えを言う

どれもがんに罹る前にはできなかったことかもしれません。

コンビニで品格を洗練する

スーパーやコンビニは日常で何気なく使っています。あなたは、レジに並んで自分の番が来たら、「こんにちは」と言って品物を精算してもらいますか？　買い物客のほとんどは無言のうちにレジを立ち去ります。「ありがとう」くらい言えないのでしょうか。

この**「こんにちは」**と**「ありがとう」**が、品格形成を日常で当たり前のように使う一例です。コンビニのほかにも品格を磨く場はいくらでもあります。

・電車内 ⬇ お年寄りでなくても、疲れたような乗客がいれば席を譲る
・郵便局 ⬇ 手紙を書留で出すときに「お願いします」と「ありがとう」を言う
・病院 ⬇ 診察室に入った瞬間に、主治医に「先生こんにちは！」と言う
・ゴミ出し ⬇ 分別ルールに従って袋に入れて、朝の回収時間までに出す
・宅配便 ⬇ 玄関のベルが鳴ったらすぐに出る
・自転車 ⬇ 歩道を走るときは歩行者に配慮する

うちの家は戸建てなので、いつも門にも施錠をしています。毎月1回電気の検針員が敷

地内にある電気メーターを見に来るのですが、朝の9時半ごろ門のベルが鳴り私が開錠します。あるとき「いつもカギを開けてくださりありがとうございます。自動検針のスマートメーターにすべて替わりましたので、今後はカギは大丈夫です！」と手書きのメッセージが家のポストに何気なく入れてありました。何と粋な計らいでしょう。これは彼女の品格です。このように、**品格は誰でもいつでも、その気さえあれば使える**のです。

学校は品格を損なう

偏差値とは、100点満点のうち50点を基準として、自分の点数が平均からどの程度離れているかを表した数値です。難しいテストでは平均点が下がり、易しいテストでは平均点も上がります。例えば、数学の試験が90点だったとします。問題の難易度によって平均点は異なることから、この結果が良かったのかどうかの判断はつきません。

そこで、偏差値は平均点を50点になるように変換して、そこからどの程度高いか低いかを表示したもので、自分の実力を相対的に把握できる利点があります。

今までは、この利点が生徒の優劣の判断に有効に活用されていました。でも、いまは違います。そもそも、**個人を一律に評価することなどできないし、人はみな一人ひとり違う**

のですから。偏差値という考え方は、人権の問題にまで発展するかもしれません。
一つの例が大学受験です。子供たちを東大医学部に入学させたという親の話がメディアに載ることがありますが、これこそ愚劣の極みです。親も親だしメディアもメディアです。人間の価値は、偏差値では判断できません。

もし、学生が小中高時代に品格を培おうとすれば、学校での序列や格差をなくすことですが、これを変えることが難しかったのは先生自身が学校の序列や格差で成長してきたからです。自分がやってきたことを完全に否定することは確かに困難だと思います。
ただし、希望が見えてきたのはコロナです。コロナ感染を良しと言うつもりはありませんが、どんな時の政権よりもいまのコロナウイルスのほうが賢い。後手にまわる政府に比べてウイルスのほうが常に先手を打っているからです。

さて、学校での品格形成ですが、以下を参考にしてみてください。一例にすぎません。

✓ 学校での成績など親は気にしなくていいし、本人もどうでもいいと考えれば周囲との比較が生じないので、教室はより平等になり生徒たちの居心地も増す

✓　夏休みの課題は生徒なりにテーマを解釈して好みに応じたものを作る
✓　学校の活動とは別に、秋は虫取りなどで自然を理解する
✓　春は桜の何が素敵で、昔の人々がどう愛でていたかを考察する

要は、詰め込み教育や暗記などはこれからなんの役にも立たないということです。知識はＡＩ（人工知能）から得たほうがはるかに膨大で秀逸なので、先生の役割は生徒とＡＩとの調整役にすぎなくなるからです。

学校がそのような教育を容認しないというケースが多々あると思います。そうだとしたら、そんな学校には行かなければいい。教育は受ける側が主体で、与える側の都合によるものではない。学校がいやならば、行かないほうがよほど家族や社会のためになります。

こう書くと、学校も出ないでまともな社会生活ができるのかという反論が出ます。でも、学校を出た人たちが皆まともかどうか。政治家にしても経営者にしても、人の心を理解できるまともな人間は多くいません。**学びたいときに学べばいい、地域社会こそ子供たちが学べる学校**なのです。そこには、年月を経て営まれてきた地域の歴史や日常の生活を体験できる場があるからです。いわば大きな家族であり家庭です。

がんに罹る前と後の自分を比較する

がんに罹る前と後の自分では何かが必ず変化しています。変化の中身は個々の患者によってさまざまですが、気持ちに高揚感のあることが大切です。

世の中の統計に惑わされない

国立がん研究センターが公表しているがん統計の年次推移を見ると次のように記されています（以下がん統計より引用）。

✓ がんの罹患数と死亡数は、人口の高齢化を主な要因として、ともに増加し続けている

✓ 人口の高齢化の影響を除いた年齢調整率で見ると、がんの罹患は2010年前後まで増加しその後横ばい、死亡は1990年代半ばをピークに減少している

✓ がんの生存率は多くの部位で上昇傾向にある

これだけ見ると、①がんに罹る主要因は高齢化で、②その要因を除けばがんによる死亡は減少しており、③治療すればがんの生存率は多くの部位で上昇傾向にあるということになります。

①は当たり前です。細胞が古くなれば再生段階で損傷が増えます。

②はなぜ高齢化という要因を除くのか。含めるとがんによる死亡が減少しなくなり、国のがん対策の効果を疑問視する国民が増えて都合が悪いからです。

③はあたかもがん治療の医療技術が進んでいる印象を受けますが、治療後の5年ないし10年の間に**元気でピンピンと生きている患者はむしろ稀**です。ほとんどが、延命治療によって生かされているか、6年目や11年目にがんで亡くなっている人も多くいます。

患者が、治療前と治療後、あるいは治療しないという場合もありますが、その**比較は自分が評価するもので、統計で判断するものではありません。**

自己の状態や日々の生活が治療前後でどれほど向上して満足がいくものになっているかどうかです。

では、自分でどのように治療前後を比較すればいいのでしょうか。

以下を参考にしてください。

・近くに買い物に行けて散歩もできる⬇Yes？
・ベッドにいることが減って家の中を歩ける⬇Yes？
・食事もできトイレも行けて夜も眠れる⬇Yes？
・家族と楽しい会話ができる⬇Yes？
・仕事や学校にも復帰できた⬇Yes？
・楽しいことを考えられ社会活動もしたいと思う⬇Yes？
・海外を旅したい気持ちが出てきた⬇Yes？

以上の質問でYesが三つ以上あれば良しとします。良しというのは、がんを生き延びた甲斐があるという意味で、今後の生き方をデザインする可能性を秘めています。Yesが二つ以下の場合は、三つになるまで待てばいいです。三つというのは、私の主観ですので、治療後あるいは治療しなかった患者が自由に比較すればいいことです。

それではがんに罹る前と後の自分を、過去といまとで比較してみましょう。

過去と違う自分を発見する

過去の自分、すなわちがんに罹る前の自分です。

がんに罹った後の自分を比較して**「寛容」**になったでしょうか。がんの告知を受けた瞬間から寛容になるわけではもちろんなく、治療中や治療後の時間を経てがん患者はしだいに寛容になるのが普通です。

寛容とは、自分と異なる他の価値観や意見を受け入れること。他者や家族、社会などがその対象になりますが、そこにがんを入れてもいいと思います。

人は誰でも未知なものや異質なものに対して不寛容になります。がんは患者にとって文字どおり未知で異質なものです。私が第3章で「自分のがんの性質を知る」と書いたのは、**がんを未知から既知へと患者自身で変える必要がある**からです。そして、自分の体内のがんという異質からくる不安や恐怖心を和らげようと思ったからです。

また、がんに対する寛容さを持つようになると、他者や家族や社会に対しても寛容になります。これはがんからの大いなるギフトです。

地域社会や国際社会への貢献を考える

がんを生き延びた後には、寝たきりになってしまう人もいれば社会に出て活躍している人もいます。この違いはなんでしょうか。これは患者が抱く**自分と社会に対する将来への「希望」**に他なりません。治療中でも、退院後あるいは治療後の自分はどんな社会貢献がしたいのかをよく考えてほしいのです。

「社会貢献＝個人や組織がよりよい社会をつくるために行動すること」⇓町の掃除や環境保護活動、年寄りや子供たちの見守り活動、罹災地へのボランティア活動などです。

町内のゴミ拾いや自然災害の被災地での支援や夜回りの火の用心も立派な社会貢献です。自身の身体を含めた社会をいまよりもよくしたいという気持ちが重要なのです。例えば、身近なところではレジ袋の削減という社会貢献もあります。

「レジ袋は要りません」も立派な社会貢献

ＳＤＧｓ（エス・ディー・ジーズ）という言葉をご存じの方も多いと思います。これは、２０１５年の国連サミットで採択された持続可能な開発目標（Sustainable Development Goals）のことです。いま国際社会が抱える課題を解決するために必要な17のゴールを定めています（２０３０年まで）。その中には貧困や飢餓、健康と福祉、地球環境や気候変動などが含まれているので、我々の社会貢献活動と深い関係があります。

コンビニやスーパーで「レジ袋は要りません」と言ってマイバッグを使えば、プラスチックの削減にもなり海洋汚染も減ります。レジ袋だけでなく、プラスチック製のスプーンやフォークを木製にすることは誰にでもすぐにできます。こうして海をきれいにしていくという動機が大切です。

次も個人でできる社会貢献のごく一例です。

・要らないものは買わない ⬇ 食品に限らず、安いからという理由だけで購入しない
・タンスにしまってある衣類をリサイクルする ⬇ 必要としている人に譲れば喜ばれる

・フェアトレード（fair trade）商品を買う ⬇ 経済的／社会的／環境的な基準を満たした商品のことで、途上国の安価な原料や労働力を良しとしない。農薬も最低限度のものを買うことで、海外で弱い立場にいる生産者の生活改善を目指す

・食品を捨てない ⬇ 家では食べきれる量の料理を作り、店でも注文する。食品が余るとフードロスになり、ゴミ処理には膨大な費用と環境負荷がかかる

個人でできるこのような社会貢献があればこそＳＤＧｓの達成が可能になるのです。ＳＤＧｓを各国の援助で行おうとしてもゴールへの到達は難しい。お金では人々からの共感を得られないからです。お金で共感するのは政治家だけです。

国際活動にはどうしても個人の意識変革が必要で、がんに対しても同じです。自身のがんとよりよい体内環境を築くことで、がんとの共存も可能になります。

報酬をもらわなければ「ありがとう」が返ってくる

この社会貢献活動には別の効用があります。私は２０２１年の４月から町内会の理事および役員にしてもらいました。月１回の日曜日には皆で朝から町内の掃除や古紙回収、会

計事務などをしています。報酬はありませんが、これが実にありがたいのです。

長い間、仕事をすればそれに見合う報酬を受け取るという経済社会に慣らされてきました。報酬をもらうと評価が出てきます。この人は報酬の割には働きが悪いなどの評価です。でも、町会の活動は皆が無報酬なので、**作業が終了したときは必ず「ありがとう」**になります。多少出来の良くない人がいても、タダでの奉仕ですから誰も文句を言いません。

月1回の作業も昼前には終わり、皆でお茶を飲んだりしながら雑談や町内に住んでいる人たちの話題が出てきます。茶菓子を差し入れてくれる人がいるかと思えば高級な日本酒を持参する人もいて、とても和気あいあいとした雰囲気で時が流れます。

この人間関係こそ、いまの社会には必要なことだと感じています。

本項では、治療後の社会貢献や国際社会に目を向ける重要性について書きましたが、このような活動が治療後の患者には大いなる励みになります。

仮に、地球環境がさらに汚染されて生きづらさが蔓延すれば、身体のがんが良くなるはずもありません。人間も地球のなかで生かされている生物なのですから。

地球環境や社会環境が悪くなれば、体内環境だって悪化します。

生き延びた体験を他者に向けて発信する

がん体験をSNSや本に書く人が増えました。これはがん患者には効果があります。

✓ 他のがん患者がどのようにして生き延びてきたのか参考になる
✓ がん体験を共有することで多様な生き方や工夫ある生活の方法を他者と分かち合える
✓ がん患者同士の交流サイトなどに登録すれば相談することもでき一人で悩まずにすむ

その他がん患者の支援団体もあるので、第三者の体験を聞くだけでなく、自分の経験や問題を発信することで問題解決の方法が見つかることが多々あります。

がんという気持ちを変えてみる

「がんが肉体を蝕む」というより「がんだからという気持ち」が、がん患者の回復を遅らせ、ときには死に至らしめます。気持ちや人生の考え方を変えることが大切なのです。そのためには、**「他者に向けて発信する」**ことが近道です。

がん情報はネット上にあふれているので「収集」することは比較的容易です。一方で、がん患者からの情報「発信」頻度はかなり低くなることが厚生労働省の研究事業でわかっています。

では、がん患者からの情報発信にはどういう利点があるのでしょうか。

✓ 他のがん患者や社会貢献のために発信すると、その返信を得ることができ、発信した自分の情報がしだいに展開して充実する
✓ がんと共存するにせよ戦うにせよ、他のがん患者への情報提供は自分以外の患者がどんな情報戦であるかを知る手助けになる
✓ がん患者という同じ立場を共有することで自身と相手の心のケアになる
✓ 患者からの情報発信が増えると、医療者や研究者からの情報の妥当性が評価できるため、双方向的（患者⇕医療者）ながん治療の道が開ける

がんは心の病でもあることから、**心を正常に健康にする**ことでがん細胞もそれに呼応す

る体制が整ってきます。例えば、がんと告知された場合やがん再発の場合には、そのストレスに対する心の反応が次のようにあるそうです。

(国立がん研究センター「がんと心」より引用)

✓ 病名告知やがんの再発、病状の進行などを知ったときには、それがストレスとなり日常生活へ適応できなくなります

✓ ストレスを受けたとき、通常は2週間程度で徐々に回復することができます

✓ しかし、十分に回復できないまま経過すると「適応障害」や「うつ病」となり、日常生活に支障を来すため、専門的な治療が必要になります

ただ、私はこの説明に違和感があります。

ストレスが回復しないままだと「適応障害」や「うつ病」になるとあるのですが、そうなるまで患者が待っているからです。また、専門的な治療が必要になるとありますが、その前に手を打つべきです。

そのための手段が「がん患者の経験や問題を自ら発信すること」なのです。そして、がんは気の持ちようで変わります。

がんは多様性の新生物

タイプ（種類）やステージ（進行度）が同じがんでもその個性はみな違います。回復の程度や悪化の度合いも異なります。このがんの多様性は患者の生き方に関係すると私は思っています。

つまり、**患者の生き方を変えることでがんの振る舞いも変わってくる**ということです。逆に言えば、生き方を変えなければまたがんに罹ります。

医学的に見ればがん細胞の塊は均一な遺伝情報からなる細胞群ではなく、遺伝子レベルでさまざまな違いのあることがわかっています。がんは転移によって他の臓器まで行き着き、そこで新たながんの塊をつくることが知られています。

ただ、がんが転移する仕組みは遺伝子の変異では説明できない部分が多く、そう考えるとどうしても患者の生き方や人間性へと行き着いてしまうのです。

最期までがんの経過観察を怠らない

「経過観察」とは、検査や検診後に高い確率で良性の腫瘍であると予想されるときに、時間の経過を使って後で確かめる診断方法です。

悪性だから経過観察をするわけではありません。あるいは、がんの手術後に治療の効果を確認するため経過観察を行う場合もありますが、その期間はがんの種類や手術後の状態などで異なります。

天寿を全うするまでが経過観察期間

胃がんとか肺がんというのは部位別の表現で、がんが身体のどこにできたかを示す言葉です。しかし、同じ部位のがんでもタイプはさまざまです。

大人しいがんもいれば暴れん坊もいます。

したがって、部位別に加えてがんの性格を含めた診断なり治療方針を立てるほうが患者の予後（病後の経過）に役立ちます。

がんの性格に関係するのが、増殖にかかわっているタンパク質です。個々の患者のタンパク質を調べることでより適切な治療ができるようになります。

次に、がんに罹ったときの経過観察期間ですが、一般的には生存率が関係します。すなわち、5年生存率と10年生存率との差がほとんどなければ、5年で経過観察は終了します。これは、医療経済学の観点からは適切です。長期の経過観察でいたずらに医療費を費やすことは医療資源を無駄に使っていることになります。

とはいうものの、がんの成長は毎年一律でだんだんと大きくなるわけではありません。がんにも成長過程で休止期間が必要なようです。そう考えると、がんの経過観察期間は患者が天寿を全うするまでとするべきでしょう。

経過観察はがんが暴れたときの備え

医療機関に行って検査することだけが経過観察ではありません。経過観察には自らの観察も含まれます。身体の変調や気になる変化があったかどうかです。例えば、発熱や急な体重の変化、普段と違う血圧や心拍数、食欲や睡眠状態の変化などは自覚できることです。

これらの変化を踏まえたうえで医療機関での経過観察を行うべきです。がんには大人しいやつもいれば暴れん坊もいます。ずっと大人しくしてくれればいいですが、急に暴れん坊になるときがあります。経過観察はその前兆を察知するために行うものです。

がんの悪性度も変化します。これを組織学的な進展と呼びます。私の場合もいまは悪性度が低いのですがいつ高くなるかわかりません。何らかのきっかけでそうなるのですが、加齢や体内での変化、外部からの刺激などが原因だと思います。

経過観察は、がんの動きをあらかじめ知るのに役立つのです。

第5章

がんを機に品格をさらに磨いていく

DIGNITY OF CANCER PATIENTS

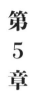

①「本」を読む

がんに罹った最大の利点の一つは、品格をより高める機会に恵まれたことです。この第5章では、がんを機にさらなる新たな自分の発見へとご案内します。

ここでのテーマは、文化（本、音楽、美）、奉仕（町、仕事）、学習（学び）、交流（友、人）、希望（旅、未来）に分類できます。がんに罹ると感性がなぜか敏感になります。その鋭敏な感性で日常を愉しんでみましょう。最初は「本」についてです。

がん経験者にこそ必要な読書の効用

がん経験者には**「ストレスの軽減」**が再発を避けるために何よりの薬になります。本を読んでリラックスした状態がストレス軽減につながるからです。これは単なる気分転換ではなく、ストレスの対処法としてセラピーなどでも使われている方法です。

読書の二つ目の効用は**「コミュニケーション力の向上」**です。我々は自分の考えや気持ちを相手に伝える場合に、頭や心で言葉を選んでいます。読書量が多いと語彙が増えて考えや気持ちを正確に相手に伝えることができます。また、本からの知識や物語などが身体の中に蓄積されて、相手に役立つ情報や面白い話題を提供することも人とのコミュニケーションを豊かにします。

三つ目の効用は**「想像力の向上」**です。本は文字や絵で描かれているので、著者の意図やその場の情景を頭の中に描きながら読み進めます。そこには想像力が必要になります。想像力が増せば、自分の将来を肯定的に見ることもできます。

四つ目は**「新しい知識の増加」**です。自分の世界が広がります。がん経験者であれば自分の罹ったがんがどのようなものなのか知りたくなるはずです。難しい医学書でなくても簡単に読めるがん関連の本はいくらでもあります。それらを読むことで今まで知らなかった発見があるかもしれません。読書で世界を広げるのです。

本は何冊読むのがいいか

まずはこの数字を見てください。――47・3％。

これは文化庁が2019年2～3月に全国の16歳以上の男女3590人（有効回答数1960人）に対して行った「国語に関する世論調査」の数値で、1か月間に1冊の本（紙の）も読まない人の割合です。この数値はそれ以前の調査結果と比較しても大きな変化はありません。また、次の質問の回答は以下のとおりです。

・ふだん電子書籍を利用しているか？⬇「よく利用する」8・0%、「たまに利用する」17・2%、両方を合わせた「利用するの合計」は25・2%となっていて、5年前の調査（2014年）から7・9%増えている。

・紙の本・雑誌・漫画しか読まない？⬇38・7%で、前回調査より6・5%減っている。

・紙の本・雑誌・漫画も電子書籍も読まない？⬇35・1%で、前回調査より0・8%減っている。

つまり、紙の本を読む人が減って電子媒体に移った人が増えたことになります。要は紙で読もうが電子書籍で読もうが読書の効果は変わらないので、何冊でも好きな読み方をすればいいと思います。

②「音楽」を聴く

がんに罹ると、**自己の存在と意味の消滅から苦痛（スピリチュアルペイン）を感じる**人が多くいます。もし入院中であれば、音楽療法を取り入れてみてはいかがでしょうか。千葉県がんセンターでは苦痛を緩和する目的で**スピリチュアルケア（音楽療法プログラム）**が開発されています。これは、患者の病室に演奏者や緩和医療スタッフなどが入室して、用意しておいた質問をして選曲します。演奏終了後には患者に感想を言ってもらうという流れになっているようです。

既に退院して自宅に戻っている場合は、音楽を聴くことがより簡単になります。家にオーディオ機器がある場合はそれで聴いてもいいでしょう。私の家にも電池式の小さなトランジスタラジオがあるのでいつも聴いています。

別に、音楽療法などと構えなくてもいいと思います。コロナ禍で音楽ホールに行くのも難しいし、会場までの移動だって難儀でしょうから。家ですぐにできることがいちばんです。

緩和ケア病棟から家に戻る

緩和ケア病棟というと終末病棟のように聞こえるかもしれませんが、音楽療法を終えてそこから家に戻るがん患者もいます。また、医療が必要になったときには、通院してもいいわけですから。

通常は緩和ケア病棟内の談話室でコンサートが開かれます。患者が数人で参加して楽器を実際に演奏するがん患者もいます。ここに楽器を携えた医療者が加わって演奏することもあります。コーディネートするのは音楽療法士で、２００１年に音楽療法士の認定が始まってから普及しました。

「音楽療法」で調べてみてください。

いまは多くのことができるようになっています。がん経験者は音楽に秘められた力を利用してほしいのです。

③「美」に触れる

「美」という言葉から何を連想しますか。絵画、風景、植物、自然、ヒトなどかもしれません。絵画は美術館に行けば見られます。風景は都会の公園や郊外で。植物は植物園や野山で。自然なら海や山林で。そして我々ヒトの身体も美しいと思います。

広辞苑によれば「美」とは、次のように説明されています。

✓ うつくしいこと。うつくしさ
✓ よいこと。りっぱなこと
✓ (哲学) 知覚・感覚・情感を刺激して内的快感をひきおこすもの。「快」が生理的・個人的・偶然的・主観的であるのに対して、「美」は個人的利害関心から一応解放され、より普遍的・必然的・客観的・社会的である

「美」を自宅に持ち込む

これは私の解釈ですが、ひとくちに「美」と言ってもいくつかの範疇があるということです。例えば、絵画は芸術的な美、風景や植物は自然の美、ヒトは哲学的な美というように。

それでは、がん患者やがん経験者が「美」に触れるにはどうすればよいのか。先に「本」と「音楽」について書きましたが、本を読んだり音楽を聴いたりするのは家でもできます。実は家でも美に触れることができます。美術館で芸術を鑑賞したり自然を満喫しなくても、家の中に美を持ち込めばいいのです。

次のような方法があります。

絵画を1枚飾る ⬇ 部屋に1枚の絵があるだけで雰囲気は変わるものです。高価なものは必要ありません。ベランダに観葉植物を置いてもいいでしょう。

バーチャルを使って外出する ⬇ 自然の美に触れたいならオンライントリップやオンラインツアーなどがあります。家にいながら国内でも海外でも行けます。

哲学的な美は本から得る ⬇ ヒトを対象に含めた美の概念は言葉や地域、歴史や宗教などが絡むので簡単ではありませんが、これらは本から知識として得られます。

私がこれらの方法をがん経験者に提案する理由は、がん患者や経験者の体力にあります。がんのような病を体験すると遠くまで行くのは難しいし、コロナ禍ではなおさらです。わざわざ出かけなくても自宅に持ち込めば効果は同じです。家がいちばん居心地のいい場所ですから。

体力が多少ついてきたら近くに出かける

美しいものはわざわざ遠くへ行かなくても近所にあるものです。私は都内に住んでいますが、区や民間が次のような場所を提供しています。

博物館、美術館、記念館、歴史館 ⬇ 羽田空港内には美術館もあって絵画をゆっくり見ることができます。

公園、神社、河原 ⬇ 季節で変わる木々の変化や草花の色彩が眺められます。河川敷から多摩川の流れを感じたり、お参りがてら神社に寄ったりするのも粋です。

劇場、ホール、空港 ⬇ ヒトを観察するには絶好の場所です。

要するに、「美」に触れるといっても美術館へ行ったり、国内を遠出したり海外まで出かけたりしなくても、ごく身近なところで同等の体験ができるということです。

これは情報通信やコンピュータ技術の進歩が大きいと思いますが、それらが無くても本1冊あれば地球の裏側にも旅はできます。


さて、がん患者やがん経験者にはそれなりの事情があります。

容体が不安定になったときすぐに対応してくれる病院や主治医が近くにいることが重要です。がん患者やがん経験者はその距離を保ちながら美に触れて、心安らかに過ごすのが賢明だと思うからです。

その見守りをできるのが地域社会なのです。

私が属する地域社会の最小単位は町会で、約3000所帯が住んでいます。地域には病院やクリニックが複数あるので健康面での不安はありません。町会の活動は弔祭、学校、慶祝、防災、防犯、清掃、懇親、交通安全など数々あり、地元の神社と氏子が開催する夏祭りや公園で行う春の花見などもあります。

地域社会は江戸時代ごろから形成されたものだと思いますが、現代の社会構成や生活様式のなかでは、次のようなプラス面とマイナス面があると感じます。

【プラス面】

✓ 先祖からの流れもあるので、町内会の構成員は帰属意識がある程度生じる
✓ 町内会には毎年の目標があるので、価値観や経験を共有できる
✓ 活動内容が多岐にわたることから、警察や自治体との緊密な連携が生じる
✓ 地元の企業や大学も協力的で、町内会への資金援助や寄付講座など開催できる
✓ 近所にどのような家族や人々が生活しているかお互いある程度把握できる

【マイナス面】

✓ 個人の都合よりも町内会の都合を優先しなければならないときもある
✓ 町内会の作業には虚弱体質では無理なものもある
✓ 町内会活動に対する若い人たちの興味が薄れ、構成員の高齢化が進む傾向にある

地域社会には以上のような側面があります。

がん患者やがん経験者が町内会という輪の中に全く入らないというのは問題で、退院して自宅で生活しているのであれば、**地域社会からの見守りを受けたり何事でも頼みやすい関係**を築いておくべきだと考えています。

④「町」をきれいにする

がんは個人の問題ではありません。がんに罹ったのも社会に課題があったからですし、治すにも社会の力が必要です。もしがん患者やがん経験者に箒を持てる体力があれば、朝、自宅前の道を両隣の境界あたりまで掃いてみるといいです。

私が住んでいる町内では毎月第3日曜日の朝9時から30分程度みんなで掃除をしています。家庭用などの大きなゴミは分別して半透明の袋に入れておけば、決められた曜日に清掃局のトラックが回収して持って行ってくれます。

しかし、がん患者は自分のがんを治したい一心なので、地域社会にまで気が回りません。がんの状態が軽いのであれば自分の治療と併せて**地域社会をきれいにすれば身体の状態も変わってくる**と思います。

ここで大切なことがあります。いちばん身近な地域社会は「家庭と家族」です。町内をきれいにするのはいいですが、家庭内も整理整頓されていますか。そして、家族の関係です。ここが良くないと家庭内は緊張して安らぐどころではありません。

家がそういう状態だとがんも良くならないでしょう。順序は次のとおりです。

①家の中がきれいで整理整頓されている➡家の中はものが多くなりがちなので、小まめに断捨離してものを常に少なくしておく。

②家族との関係が良好である➡これは決して簡単ではありません。例えば2人の子供が小学生でご主人がサラリーマン、奥さんがパートというケースを考えてみましょう。朝、子供たちは登校しご主人も出勤します。奥さんはしばらくして近くの職場に向かうという想定です。ところがコロナ禍だと、子供たちは学校にも行けない。ご主人はテレワークで家にいて仕事。奥さんの職場も休業となると、一家4人が同じ家で過ごさなければなりません。この状態でストレスがたまらないはずがありません。

③町内を清掃する➡この家庭内ストレスをためないためにも、屋外で町内会の活動に参加することが必要です。掃除だけが町内の活動ではないので、作業はいくらでもあります。ただし、無給のボランティアですが。

このように、がんの予防や治療のためには家の中をきれいにし、家族との関係を良好に保ち、地域社会を美しくすることがとても大事です。それらなくしてがん患者の体内だけがきれいになるはずもありません。

町内会は大きな家族と考える

私が暮らしている町内の人口は約4700人なので大家族です。一つの家のようなものです。日々、町内をきれいにしているので大家族も健康です。

私はこの大家族にはいまの時代だからこその大きなスケールメリットがあると思っています。このスケールメリットは、同種のものや人が多く集まることで少数よりも大きな効果が得られることを意味します。

経済や経営の規模が大きくなれば生産性や効率も上がるというふうに使えますが、この大家族のスケールメリットは次のようなことです。

【大家族のスケールメリット】

✓ 地域社会の活動を大家族で分担できる。特に、新年会、お花見、盆踊りなどの町会行事、入学式、卒業式などの学校行事、夏祭りなどの慶祝行事、防災、防犯、交通安全その他がありますが、家族数の規模が大きいのでいくらでも人員の割り当てができる

✓ 家族一人ひとりが得意分野や専門性を持っているので、それらに合わせて工夫した活動や改善が可能である

✓ 比較的時間に余裕のある定年退職者も多くいることから、手伝いが必要な家庭の支援が可能である

✓ 自治体の財政も職員の人手も厳しい状況において、無給での地域労働を希望するボランティアも多くいる

✓ 日本赤十字社や赤い羽根などの寄付活動や敬老の日のお祝い品贈呈など、町会関連団体への資金援助も可能である

✓ 大家族の目があるので地域の治安も安定し家族同士の結束も強くなる。困りごとがあれば大家族の誰にでも相談できる関係を構築できる

つまり、地域という大家族がいれば、核家族で生活するよりも助け合いながら日々が過ごせるというのがメリットです。

⑤「仕事」を愉しむ

本項では、がんに罹ってその後の人生が変わろうとしている人が、仕事を愉しむことの必要性について考えます。

楽しく仕事をするための要件は**「人間関係」**と**「やりがい」**です。誰しも人間関係が良くない環境で仕事をしても楽しくないし、やりがいのない仕事も同じです。

でも、がん経験者は他者との関係性を既に学んできています。他者ががん患者かもしれないし、健康な人の場合もあります。いずれにせよ、そこから学んだことはよい人間関係づくりに役立つことばかりです。

また、人生の半ばでがんを経験した人は、人生の「やりがい」についても真剣に考えることでしょう。この二つ「人間関係」と「やりがい」の経験が楽しい仕事をすることにつながっています。

「人間関係」が良好だと仕事も楽しい

人間関係を良好に保つキーワードは二つあると私は思っています。それは「言葉」と「共感」です。これらは私の長い海外経験からくるものです。私の場合、各国でのプロジェクトを経験し、そこには必ず相手がいます。その相手グループとプロジェクトをうまく完工させるための要が「言葉」と「共感」なのです。これは世界共通です。

言葉：人間関係を左右するのは丁寧な言葉です。これは自分も相手も双方が同じ条件です。関係性は良くなったり悪くなったりします。この言葉の使い方さえ間違わなければ、相手あるいは組織との人間関係は良好に推移します。

共感：共感は言葉から生じるものですが、さらに言えば相手の能力と専門性です。そこに感動するから共感が生まれるのです。

自分の「やりがい」を知るキーワード

広辞苑には「やりがい（遣り甲斐）」を「するだけの値うち」とあります。また、日本国語大辞典では「あるものごとをするだけの値うち。努力に見合う効果」としています。

仕事にあてはめてみれば「充足感」や「達成感」となるのでしょう。

しかし、やりがいは常に異なり一定ではありません。私自身も転職経験がありますが、新たな職場ではやりがいも異なります。言い方を変えれば、別のやりがいを求めて転職したとも言えます。私の経験からこのやりがいのキーワードにも二つあると思います。

それは「相手の満足」と「自身の成長」です。

ここでも私の海外体験を書きますが、「相手の満足」を顧客満足度として数値化していました。これが高いとプロジェクトの評価もよくなるという仕組みです。「自身の成長」は実施した当該プロジェクトから得た成果です。これはプロジェクトを論文化して学会に投稿する、資格を得るという、いわゆる自分自身の成長結果です。

相手の満足：相手と言ってもひとりではないため、各々の満足度は変わります。満足したかどうかは相手が決めることなので、これは気にする必要はないでしょう。

自身の成長：自身が成長するためにはやりがいが何であるのかを知る必要があります。過去を振り返って、どんなときにいちばんやりがいを感じたかを思い出すことです。仕事は人生で多くの時間を費やすので、やりがいのある仕事に就くのがいちばんです。

⑥「学び」で感動する

学生として学ぶのは何も若いころだけとは限りません。

がんに罹って人生に疑問を抱いたり、がんについてもっと知りたくなったときは、いつでも「学び」を開始することができます。それは学校での学びかもしれませんし、職場での学びかもしれません。

私も、還暦を目前に大学院に入学して5年間を学生として過ごしました。親子ほどの年齢差がある学生たちと授業に出ていた感動がいまでも残っています。

感動はがんを和らげる

よく学んでいつも感動できれば、がんを和らげることにつながるかもしれません。

これは、ドーパミンと呼ばれる神経伝達物質が脳内から発生して体内の細胞を活性化させるためです。その作用で快楽の感情調整、意欲の高まりを感じやすくなるからだと考えられています。

また、学びによる発見がさらなる感動を呼び起こして好循環ができれば、がんの症状を和らげるかもしれません。学びに必要なことは次のとおりです。

「感動できる」心があること⬇自身の素直さ、新たな気づきなど

「何を学びたいか」知ること⬇いまと同じまたは異なる分野や専門、文芸、文学、外国語など。あるいはモラトリアム的に何もせずしばし休息してゆっくり考えるなど

「学んだあとに何をしたいか」はっきりさせること⬇いまとは違う分野の仕事をする、資格をとる、ヨガを教える、旅に出る。または部屋の中を植物で飾る、ねこを飼う、人生の目的を見つけるなど

「どこで学ぶか」決めること⬇独学、自治体、専門学校、大学、通信講座など。地域社会なども立派な学びの場

がんについての学びの多様化

がんの罹患をきっかけにがんについての「学び」がスタートする場合もあります。治療

すること自体が人生を設計することに他ならないからです。

がんの治療をしてもしなくても人は必ず死にます。治療をして少しでも延命するという人生設計を選ぶのか、治療などはせずに自然に任せるという人生設計もあるはずです。治療する場合でも標準治療だけか代替治療も加えるかなど、患者は多くを学ばないと自分が望む人生設計すらできないことになります。

つまり、がんを治すことが目的ではなく、残された時間をいかに楽しく自分らしく充実させるかが重要です。がんについて学ぶことの一部だけでも次のようなものがあります。

・**がんを予防する** ⬇ がん検診や人間ドックを定期的に受け各検査項目の意味を知る
・**がんを治す** ⬇ 自分のがんにどんな治療方法があるのかを知る
・**がんと生きる** ⬇ がんと診断されたときにやるべきことを知る

いまや2人に1人ががんに罹り、そのうち3人に1人が亡くなる時代になりました。**がんを治すのは医療者ではなく患者自身**であるということを忘れてはなりません。患者が学んで医師とも相談しながら人生設計の判断をすることが必要なのです。

⑦「友」と語り合う

日本全国でがんの患者会や支援団体は400件以上が登録されています。社団法人やNPOなど形態はさまざまで、がんの部位別や全部のがんを対象にした団体もあります。それぞれの団体には独自の活動趣旨や目的があるので、がん患者やがん経験者はそこに登録して同じ「がん友」と語り合うことをお勧めします。語り合うテーマは次のとおりです。

【生活の質（QOL：Quality of Life）の向上】

数十年前と比べると、医療技術の進歩によっていまはがんと診断されてからの余命が長くなっています。このため、この長くなった期間におけるがん患者や家族に対する医療的ならびに社会的な支援が必要になってきました。

【回復可能性の情報】

最新の治療や、どの治療が自分に適切なのか、専門的アドバイスや患者同士での情報交換の場は心強く、免疫力も高まって回復によい影響を与えるかもしれません。

【社会からの支援】

１９８０年代よりがんが死因の第一位である一方、医療技術の進歩によってがんに罹患しながらも社会生活を継続することが普通になっています。この場合、がん患者の経済的負担、身体的精神的負担は大きく、これを支える社会の制度が必要となります。

がん患者の就労について語り合う

がん患者の就労は大きな社会問題になっています。患者が働く企業や組織、あるいは就業時間中の通院や治療などの課題が多くあります。以下は、国立がん研究センターが掲載している「がんと仕事」のサイトから、質問のみをいくつか抜粋して引用してみました。

- ✓ 休職の予定をたてたいのですが、最終的な検査結果が出るまで治療計画が決まらないため、めどがたたず困っています。どうしたらよいでしょうか
- ✓ 入院前の準備期間がなく、仕事の引き継ぎをする余裕がありませんでした。どうすればよかったのでしょうか
- ✓ 職位が高い立場にいます。治療中はその責任が果たせないのではないかと思いますが、

降格や自主退職を申し出たほうがよいでしょうか

- ✓ 主治医は「治療しながら働ける」と言うのですが、副作用を考えると、自分では無理だと思います。主治医と自分の意見に相違がある場合はどうしたらよいでしょうか
- ✓ 治療に専念するために休職したいと思います。がんには、育児休暇のような休職制度はあるのでしょうか
- ✓ 自分の会社にどんな支援制度があるのかわかりません。社内の誰に相談すればいいのでしょうか
- ✓ 病名を公表したら、あからさまに退職を勧められました。法律的に問題はないのでしょうか
- ✓ 仕事関係の人たちは、まだ「がん＝死」というイメージをもっているようです。そうではないことをうまく伝える方法はありますか

以上が就労に関する質問の一部です（国立がん研究センターの回答は省いています）。

ちなみに私の場合、職場の雰囲気や自己の体調、プロジェクトの進捗や渡航の必要性などから自分で判断して診察予定を立てていたので、職場への相談はしませんでした。

⑧「人」に手を差し伸べる

ここに書いた「人」とは誰のことだと思いますか。

はいそうです。社会で暮らす弱い人たちのこと。一概には言えませんが、例えば障害者、高齢者、子供、女性、失業者、難民、貧困層は社会的弱者になりえます。また、付ききりで親の介護や看護をしている家族もそれに該当するかもしれませんし、被災して家を失ってしまった人たちもいます。

個人ばかりでなく、子ども食堂やひとり親家庭を支援する団体などもそうです。さらに、コロナ禍によって苦境に立たされています。

これらの人たちに手を差し伸べたい、と私は思います。行政だけではとてもカバーしきれないほどの多数が苦しんでいる現状があるからです。

がん患者やがん経験者もある意味では社会的弱者かもしれません。がん患者の支援団体も資金不足で困っています。だから、がん患者にも手を差し伸べるのです。

ボランティア活動で手を差し伸べる

がん患者やがん経験者が行える社会活動としてボランティア活動があります。患者や経験者の体調や運動能力の程度、対象への興味などさまざまですが、多くの募集があります。参考までに、自然、文化・スポーツ、国際協力分野での具体例を以下に示しておきます。

【自然】

✓ 高齢者施設に絵はがきを書く（内容：はがき書き）
✓ 海の浜をきれいにする（内容：海浜清掃）
✓ 森や林の名木を次世代に残す（内容：森林活動）
✓ 離島を緑にする（内容：植林）
✓ 海岸林を守り保存する（内容：砂防活動）

【文化・スポーツ】

✓ 悩みの相談に乗る（内容：メール相談）

✓ 贈り物を制作する（内容：マスコットの制作）
✓ コンサート大会を実施する（内容：舞台裏の手伝い）

【国際協力】

✓ 書き損じはがき、未使用はがき、切手の寄付を集める（内容：郵便物の寄付）
✓ 自分の家に同居してもらう（内容：ホストファミリーの募集）
✓ 国際交流のファシリテーター／フルリモートインターンに参加する（内容：英語の支援）

　このほかにも、災害支援、子ども・教育、地域活性などの分野もあるので調べてみてください。

「人」に手を差し伸べることによって、自分にも手が差し伸べられてきます。あるいは、そんな見返りなど求めなくても全く構いません。

⑨「旅」で感性を磨く

感性とは「外界の刺激に応じて感覚・知覚を生ずる感覚器官の感受性」（広辞苑）。要は、「物事を心に深く感じ取る働き」です。さらに言えば、「こころのしなやかさ」です。

がん患者は鋭敏な感性を身につけることで、「がん」という単語がいつも頭から離れない日常から心を解き放すことが必要です。

感性を磨く利点の一つは**「小さな幸せにも気づきやすくなる」**、そして二つ目は**「人の気持ちがわかりやすくなる」**ことです。

感動することが多くなるほど感性は磨かれていきます。例えば、朝日がきれいだった、春の花に新芽が出てきた、夜の満月が輝いているなどの感動です。日々を何気なく過ごしていると見過ごしてしまう、小さな幸せに気づく力が感性によって身につきます。

また、感性は外部からの情報を身体で受け取る能力です。感性を磨けば表情や声の音程などから相手の様子を鋭くキャッチできます。言葉の使い方がいつもと違っていれば何かあったのかなと思うでしょうし、機嫌がいいのかよくないのかもわかるでしょう。

感性を磨く方法

本章の「本」、「音楽」、「美」、「仕事」、「学び」、「友」、「人」も感性を磨いてくれますが、ここでは、感性を磨く方法として「旅」を考えてみましょう。旅は「非日常」との出会いであり感動を得るためのものなので、旅の行き先によっても出会いや感動は異なります。

【京都など歴史のある場所】

京都の街並みに触れ、歴史を想起しながら歩くことは大きな感動が得られます。

【沖縄や北海道など自然のある場所】

海や山から大きな刺激を受け、心身がリラックスできて思い出に残る感動が得られます。

【海外】

海外旅行は異文化間の交流なので、考え方や習慣の異なる人たちとの出会いから日本の旅とは異質な感動が得られます。

⑩「未来」を思考する

「未来思考」という言葉があります。

これは、何かを考えたいときにその視点を未来に置いて、未来から現在を振り返ることで、いま何をすべきかを決める（バックキャスティング）思考方法です。

本項で書いている思考は、現在の状態を見ながら未来を予測すること（フォアキャスティング）を指しています。

さて、それではいまから12年後（２０３３年）にがんを取り巻く状況はどのようになっているでしょうか。

がんは治療できるようになるのでしょうか。

以下が私の答えです。

【質問】２０３３年にがんは治療できるようになるか？

（回答）

キーワードはゲノム（遺伝情報）とＩＴ（情報技術）。がんは遺伝子の設計図にエラーが発生しゲノムが壊れることがもとになって起こる病気。そしてゲノムは人為的に編集ができるようになった。その編集のためにはゲノムを解析する必要があってそれを可能にするのがＩＴ。この二つは２０３３年までに大きく進歩するであろうから、がん治療は個別化すなわち患者各々の遺伝情報に沿った治療になるだろう。そうなれば患者ごとに最適な治療を施すことができるので、がん患者は天寿を全うするまで生きられるようになる。

なお、がんの治療は医療のみならず経済、社会、倫理、宗教などが重層的に絡んでいるからそれらとの調整が必要であるが、これは解決可能な課題である。


それでは、がん患者やがん経験者の方々も、「未来」を思考して回答を考えてみてください。

第6章

人生はただ生きるのではなく、よく生きること

DIGNITY OF CANCER PATIENTS

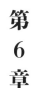

生存率で生活の質は測れない

「生存率」と「生活の質」（ＱＯＬ）はどのような関係にあるのでしょうか。生存率が高いことは長生きを意味するのか。

生存率が高ければ治療後のＱＯＬも高いのか。

本項ではこのあたりを考えてみます。

生存率は完治率ではない

生存率と聞くと、何となく「治療したときに自分が生きられる確率」のように理解しがちですが、これは単なる言葉の綾にすぎません。国立がん研究センターのがん情報では「5年生存率」を次のように説明しています。

【5年相対生存率】（最新がん統計より引用）

あるがんと診断された場合に治療でどのくらい生命を救えるかを示す指標の一つで、異なる集団や時点などを比較するために慣例的によく用いられます。あるがんと診断された人のうち5年後に生存している人の割合が、日本人全体で5年後に生存している人の割合に比べてどのくらい低いかで表します。100%に近いほど治療で生命を救えるがん、0%に近いほど治療で生命を救い難いがんであることを意味します。

つまり、5年生存率というのは治療から5年経過して生きている患者の割合で、治る確率ではないのです。さらに言えば、この5年のなかには再発で治療中の患者もいれば、寝たきりの人もいます。6年目以降に亡くなる患者も含まれます。なお、表記には「5年相対生存率」とありますが、5年の間には事故や他の病気で亡くなる患者もいるので、がん死以外の人を除いたがんだけの生存率という意味で「相対」となっています。

「何をもって幸せとするか」がQOLを高める

「生活の質」が高いか低いかの指標のひとつにWHO（世界保健機関）の基準があります。

これは自分の置かれている状況を六つの領域に分けて回答を点数化するというQOL基準です。その簡易版である四つの領域は以下のとおりです（私が若干手直ししています）。

①身体領域⬇日常生活の動作／医療や薬への依存／活力と疲労／移動能力／痛みと不快／睡眠と休養／仕事の能力

②心理領域⬇自分の身体印象／否定的感情／肯定的感情／自己への評価／物事への信念／思考・学習・記憶・集中力

③社会領域⬇人間関係／社会との交わり／男女間の行動

④環境領域⬇経済状態／自由・安全と治安／健康と社会的ケア／医療へのアクセス／居住環境／情報リテラシー／余暇活動への参加と機会／生活圏の環境／交通手段

ＷＨＯは国際間での比較を可能にする観点から分類して点数化していますが、我々にその必要はなく、いまの生活状況をみてＱＯＬが「高い」か「中間」か「低い」かのイメージだけで判断すれば十分です。

さらに多少荒っぽい言い方ですが、日常生活において口から食事が摂れ、一人でトイレに行け、足で歩ければＱＯＬは満点だと考えています。

それではがん患者やがん経験者がQOLを高めるにはどうすればよいのでしょう。そのためには、本人が「何をもって幸せとするか」を知る必要があります。

いちばんの幸せは何なのか。これは一人ひとり答えが違います。寝たきりのお年寄りでもQOLは高いという研究報告があります。お年寄りに「生きていて幸せですか」と質問すると「はい幸せです」と答える人が多いためです。理由を聞くとあるお年寄りは「孫の顔だって見られるし声も聞けるから」と。

これは「身体の不自由さ」よりも「孫との会いたさ」のほうが勝っているからなのです。つまり、**QOLは絶対的な評価基準ではなく相対的な価値観**と言えます。がん患者が治療で不自由な状態になったとしても、それに勝る何かがあればQOLはずっと高くなります。

QOLに関してもうひとつ書いておきたいことがあります。それは、自身のQOLが偶然にそうなっているのではないということです。例えば、がんの治療法について医者から「強い薬で早く寛解（一時的あるいは永続的に腫瘍が縮小または消失している状態）にもっていくか、弱いもので時間をかけながら治療しますか」と聞かれたとしましょう。その判断次第で治療後のQOLは変わってきますから、それは偶然ではなくて必然なのです。

「がんは消えたが患者も死んだ」は冗談事ではない

国立がん研究センターのがん情報サービスには、生存率について「治る確率を意味するものではない」ということを彷彿させる言葉は見当たりません。いっそのこと**「生存率は完治率ではありません」**と書けばわかりやすいのに。にもかかわらず、生存率の表だけをいきなり見せられれば、「じゃあ治療を受けてみようか」と考えるがん患者は大勢いると思います。

もうひとつ、生存率の表やグラフには部位別に細かい数字が載っていますが、これは「治療した場合の数値」です。では、がんで治療しなかった場合にその数値はどう変わるのでしょうか。

残念ながらその数字はどこにも見当たりません。まあ、がんに罹って治療しない人はそもそも病院には行きませんから、データとして残らないのは当然かもしれません。意外と、治療しないほうが生存率は高くなるかもしれませんね。

「手術や治療の成功」とは何か

高齢者が増えればがん患者も増えます。かなりの高齢でも手術をしたり抗がん剤を使う治療も増えます。ここで以下のような患者側と医療側との意識差という問題が出てきます。

①患者と医者の意識ギャップ ⬇ 患者はがんが消えてなくなるか小さくなって治った状態を期待するが、医者は放置しておけば命も危ないから治療して延命の可能性を考える。

②治療に対する患者と医者の損得判断 ⬇ 患者は残りの人生のために治療するかしないかの損得判断があり、医者は病院として治療すべきかどうかの損得勘定がある。

①の何が問題かというと、患者からしてみれば治療してみて「こんなはずじゃなかった」という後悔が残ることです。

②は患者の関心事が「残りの人生」であるのに対して、医者は患者の人生まで関心がないという立場の差が問題です。

このように考えると「治療の成功、失敗」とはいったい何なのでしょうか。例えば、胃がんの手術をして患部がすべて取り除けた場合、医者からみれば**「手術は成功した」**ということになります。しかし、手術は高齢患者に大きな負担がかかるので、別の疾患で後日亡くなれば患者としては**「手術は失敗した」**になります。

要するに、同じ行為でも立場の違いで成功にも失敗にもなるのです。

「残りの人生」を生きるために多くのがん患者は治療を選びます。その理由は、治療するかしないかの判断の難しさと、国民皆保険制度があるからです。

「とりあえず」治療しようということになるわけです。そんなときに正しい判断をするための手順は以下のとおりです。

治療するかどうか迷っている➡自身のがんについて調べる➡かかりつけ医に相談する➡治療した場合としなかった場合の差を書き出す➡その差による人生への影響を評価する➡評価結果から治療するかしないかを検討する➡治療するかどうかを判断する

なお、現状は日々刻々と変化し将来も見通せるわけではないので、あくまでも参考です。

QOL（生活の質）よりもQOD（最期の質）

QOD（Quality of Death）とは、「よい死」とか「死の質」などと訳されますが、本項で私は「最期の質」としました。その理由は、ここで言う死（death）が単に死ぬことではなく、死にぎわ（最期）とか死にゆく過程を含めて「最期の質」としたのです。

最期に質があるということは、質の良い死と悪い死があるということです。この質の良い死を私は自然死だと考えています。つまり延命処置をせずにそのまま枯れていくような死です。要は死に至るまでの時間が重要な意味を持っています。だんだんと、水や食べ物が摂れなくなって死んでいく。これが私にとっては最高のQODです。

納棺師の話を聞いたことがありますが、延命治療を受けた遺体はぶよぶよとしているそうです。一方、死期を悟って亡くなった遺体はみな笑顔をしているそうです。きっと死んだあとも生きていたときの延長だからなのでしょう。

ではQODを高めるには具体的に何をすればいいのでしょうか。

・**どこで死ぬかを明確にしておく** ⬇ 大きく分けて家か施設か病院です。家の場合には臨終間際に看取ってくれる医師や看護師が必要なので、日ごろから訪問看護を使っていれば便利です。また、家で急に倒れて病院に救急搬送されると家には簡単に戻れません。施設の場合はそこで看取ってくれます（施設にもよりますが）。

・**救急搬送するかどうかを明確にしておく** ⬇ 病院での最期を望む場合には救急搬送してもらいますが、家での最期を望む場合は容態が急変したときに救急車を呼ぶかどうかの判断は難しいです。本人が苦しんでいるのに何もできませんから。この場合にも普段から訪問看護を利用していればアドバイスしてくれます。

・**本人が望む最期を明確にしておく** ⬇ 延命したいかどうか、どこで最期を迎えるか、延命については細かく決めておかないと望みどおりにはいきません。例えば、延命したくはないが急に強い痛みや荒い呼吸などの症状が出た場合、本人、家族、医療者の3者間で事前に細かく決めておく必要があります。

・**生前に家財道具を整理しておく**⬇長年の生活で家じゅう家財だらけです。生きてるうちに捨てておけばいいのですが、思い出の品々はなかなか捨てられません。まずは心の整理が先にこないと物の整理は難しいです。早いうちに心の整理をしておくことをお勧めします。

・**できる死後事務は生前にしておく**⬇死後、役所に提出しなければならない書類は十数種類程度になります。銀行、カード会社、証券会社などを含めるとさらに書類は増えます。それに追い打ちをかけるのが税務署です。相続手続きはとても複雑なので会計事務所に依頼することをお勧めします。

・**葬儀をするかどうか明確にしておく**⬇葬儀をするのかしないのか。する場合、従来型それとも樹木葬や海洋散骨なのか、はっきり決めておきます。

・**死んだ後の場を明確にしておく**⬇墓に入るのか、入るとすればどこの墓か。あるいは散骨して遺骨を残さないのか事前に決めておきます。

人生は生きるのが先で死ぬのが後ですが、実はQOD（最期の質）を高めることがQOLを高める最良の方法にもなるのです。「最期がよければ生もよし」です。

リビングウイル（生前の意思）を明確にする

２０１８年に厚生労働省が行った「人生の最終段階における医療に関する意識調査」によると、死が近い場合の医療の希望について「家族と全く話し合ったことがない」人の割合は55・１％でした。**半数以上の人が自分の希望する最期について誰も知らない**のです。家族も知らないわけですから医療者が知るはずもありません。

ただ、この割合もある意味で仕方がないとも思います。家族間の関係も希薄になり一人で暮らす高齢者や認知症も増えたのが原因ではないでしょうか。そうなると、本人と家族と医療者の３者を仲介する社会サービスが必要となります。既にそのようなシステムが限定的ではありますが存在しますので利用する方法もあります。

このリビングウイルについては厚生労働省も認識して「人生の最終段階における医療・ケアの決定プロセスに関するガイドライン」を公表しているので以下に引用します。

「人生の最終段階における医療・ケアの決定プロセスに関するガイドライン」

（1）本人の意思の確認ができる場合　①方針の決定は、本人の状態に応じた専門的な医学的検討を経て、医師等の医療従事者から適切な情報の提供と説明がなされることが必要である。そのうえで、本人と医療・ケアチームとの合意形成に向けた十分な話し合いを踏まえた本人による意思決定を基本とし、多専門職種から構成される医療・ケアチームとして方針の決定を行う。（中略）

（2）本人の意思の確認ができない場合　本人の意思確認ができない場合には、次のような手順により、医療・ケアチームの中で慎重な判断を行う必要がある。①家族等が本人の意思を推定できる場合には、その推定意思を尊重し、本人にとっての最善の方針をとることを基本とする。（中略）

このガイドラインは、生前の意思表示をしていない人が思いのほか多いため仕方なしに作成した指針です。

死の間際まで待つことなく、早めのリビングウイルが大事です。

その意味で厚生労働省は「人生会議」と題して、家族を含めた周囲の信頼できる人たちと、自分が大切にしていることや望んでいること、どこでどのような医療やケアを望むかを話し合い共有することの重要さを訴えています。

一人暮らしや話し合う人もいない方は、自分の意思を紙に書いておくだけでもいいと思います。

なお、リビングウイルを書類として残したければ「尊厳死宣言公正証書」を作れます。公証人が本人の身元や医師などに記載内容を確認するので、証明力の強い尊厳死宣言文書です。

「治療」と「延命」を混同しない

「治療」というのは通常「病気やけがをなおすこと。また、そのために施す種々のてだて。療治」（広辞苑）のことです。すなわち、治す（完治に至らないまでもよくなる）ことです。

では、がんの治療はどうでしょう。どこまで治療すれば治ったといえるのか。

本項ではがんの治療と延命について少し考えてみます。

治療と延命の境界はない

国立がん研究センターでは主ながんの治療法として次の九つを公表しています。

・集学的治療 ⬇ 複数の治療を組み合わせてより高い効果を得る治療
・手術（外科治療）⬇ 腫瘍や臓器の悪いところを取り除く治療
・薬物療法 ⬇ がんを治したりがんの進行を抑え、症状をやわらげたりする治療

・放射線治療⬇患部に放射線をあててがん細胞を死滅させる治療
・内視鏡治療⬇早期のがんを切除するなど内視鏡を使って行う治療
・造血幹細胞移植⬇血液がんや免疫不全症などを完治させるために行う治療
・免疫療法⬇免疫の力を利用してがんを攻撃する治療
・がんゲノム医療⬇遺伝子情報に基づくがんの個別化治療
・緩和ケア⬇がんに伴う心と身体のつらさを和らげるケア

「治療」という言葉が多く見られるので、かなりのがんが「治る」という印象があります。ここで先に書いた「生存率」を思い出してください。そんなに治るものならば、生存率の数字はもっと上がるはずだと思いませんか。

つまるところ、がんの場合は同じ部位の同じステージのがんに対して同じ治療をしても、患者によって結果は異なることが多くあります。要は、やってみなければわからない。その結果をもって**治療だったのか延命だったのか**が概念上判別できます。

言葉はともかく、患者目線では以下の理解でよいと思います。

・**がんは治った** ⬇ 完全寛解（がんによる症状や検査での異常が見られなくなり身体の正常な機能が回復した状態）に至った。

・**がんは取り敢えず治った** ⬇ 寛解（一時的あるいは永続的に腫瘍が縮小または消失している状態）に至った。ただし、がん細胞が再び増殖したり別の部位に転移したりする可能性があるため経過観察は続ける。

・**がんは治っていない** ⬇ 寛解には至っていないので治療を継続する。

・**回復の見込みがない** ⬇ 延命治療（命を延ばす目的で行う治療）をするかどうか判断する。

おわりに

首、腋の下、足のつけ根あたりに複数の腫脹を感じてクリニックを受診しました。腫れはちょうどパチンコ玉ぐらいの大きさ。痛みはない。クリニックではエコーの検査をしましたが、異常は認められず都立病院の化学療法科を紹介してくれました。

そこでは血液全般の検査とCTスキャンを撮ってもらいましたが、結果はどうやら血液がんの疑いありとのことでした。診断を確定するために鼠径部を切開してリンパ節を取り出し、検体は病理検査に回されました。

数日後に結果が出てステージⅢのリンパ腫であることがわかりました。ステージⅢは全身のリンパ節にがんが転移した状態の進行がん。医者からは3か月後に抗がん剤治療を開始するので、それまでに仕事を整理してきなさいと告げられました。

そのときふと頭をよぎったのは、「治療しないとどうなるだろうか」ということ。でも医者には聞けずにそのまま家に帰りました。どんな病気かネットなどで調べたところ、大層な悪性らしい。完治はしない。

その時分はちょうどイラク復興支援の仕事に追われていて、日本とヨルダンを頻繁に往き来していた時期でした。そんなときに業務を休んで治療なんかできるのか。いったん治療が始まれば入院と通院で半年はかかる。しかも抗がん剤の副作用でその間は多分何もできない。治療が終わっても治る見込みはない。そんな治療をする患者がいるのか……。

結局、治療しないことを医者に告げました。

そのときの医者の顔は今でも覚えています。医者の損得勘定と病人の人生判断にギャップを見たような気がします。

それが、52歳のときでした。治療せずに仕事を続け、相変わらずの海外出張ずくめ。それでも体調はすこぶる良好な気がしました。

まだ何かできるなと思い、60歳の定年目前に大学院を受けて合格しました。東大の新領域創成科学研究科に5年間学生として在籍し、遅い青春を謳歌しました。

病院でなく大学院にしてよかった。在学後は客員研究員になって籍を置かせてもらい、アジアのがん研究に従事しています。そしてわかったことがあります。がんは遺伝子的要因で起こる疾患ですが、生活環境や生活習慣、さらに長い時間軸で見ると暮らしや文化とも密接に関連しているということです。

がんの診断から時は経ち、既に16年の歳月が流れました。当時の自分より多少老けた感じはしますが、がんとはいまも仲良く共存しています。

かなりの悪性だと最初は覚悟しましたが、思ったより大人しい。こちらが無理な治療をしなければ、がんも攻撃してきません。

彼か彼女か知りませんが、いつも一緒なのでこちらも品格を保ちつつ行動しています。話し声も多分聞こえているのでしょう。

＊　＊　＊　＊　＊　＊　＊　＊　＊　＊　＊　＊

最後までお読みいただきありがとうございます。本書を読んでくださったすべての皆様が最期の30分前に、「素敵な人生だった！」と言えることを願っております。

最終章は「人生はただ生きるのではなく、よく生きること」と題しました。この「よく生きる」には以下の気持ちが込められています。

◆「自分がなりたい人生」は、偽りの自分を捨てることから始まる
◆人生は何度でも仕切り直せるし、創造的な失敗こそが成功である
◆失意のときこそ、人生絶好のリセットチャンスである

そして私自身、がんに罹患したことも含めて、今日まで生きてきて素晴らしかったと思えることがいくつかありました。①そもそも生まれてきたこと自体が素晴らしい、②途上国や日本で多くの友人に出会えた、③子供たちや孫にも恵まれた、そして④いま本書を通じて自分の思いを読者にも伝えられた。

ですから、いまの自分には「素敵な人生だった！」と言えるのです。

あ、まだ30分以上ある！

2021年11月　谷口友孝

谷口友孝（たにぐち ともたか）

1953年、東京生まれ。東京大学医学部附属病院内研究員、国際開発コンサルタント。医学部受験に失敗するも、人を診る医者より国を治す技術外交を展開して政府調査団長など歴任し、途上国への開発援助に携わる。その40年間、イラク復興支援プロジェクトをしていた52歳の最中に血液のがんと診断され、抗がん剤さえ効かないタイプの進行がんであったために経過観察で生き延びる。その後、60歳定年を目前に東京大学大学院へ入学。在学後に客員研究員を経て、現在は東大病院泌尿器科内の研究室でアジアのがん研究に従事している。

ブックデザイン & DTP　亀井英子
校　　正　小川かつ子

がん患者の品格

DIGNITY OF CANCER PATIENTS

発行日　　2021年12月5日　第1刷発行

著　者　　谷口友孝
発行者　　清田名人
発行所　　株式会社内外出版社
〒110-8578 東京都台東区東上野2-1-11
電話 03-5830-0368（企画販売局）　電話 03-5830-0237（編集部）
https://www.naigai-p.co.jp/
印刷・製本　中央精版印刷株式会社

ISBN 978-4-86257-601-9　C0047